A CAIXA PRETA DA CLÍNICA MÉDICA

ALEXANDRE PIMENTA

A CAIXA PRETA DA CLÍNICA MÉDICA

A importância do atendimento médico humanizado

ALTA BOOKS
GRUPO EDITORIAL

A caixa preta da clínica médica

Alta Books é uma empresa do Grupo Editorial Alta Books (STARLIN ALTA EDITORA E CONSULTORIA LTDA).

ISBN: 978-85508274-83

Impresso no Brasil — 1ª Edição, 2025 — Edição revisada conforme o Acordo Ortográfico da Língua Portuguesa de 2009.

Dados Internacionais de Catalogação na Publicação (CIP)

P644c
1. ed. Pimenta, Alexandre
A caixa preta da clínica médica : a importância do atendimento médico humanizado / Alexandre Pimenta. – 1. ed. Rio de Janeiro : Alta Books, 2025.
174 p.; 16 x 23 cm

Bibliografia.
ISBN 978-85508274-83

1. Medicina – Administração. 2. Saúde – Humanização. 3. Gestão solidária. 4. Atendimento médico – Relação médico--paciente. I. Título.

CDD 610
CDU 61:005.94

Produção Editorial: Grupo Editorial Alta Books
Diretor Editorial: Anderson Vieira
Editor da Obra: J. A. Ruggeri
Vendas Governamentais: Cristiane Mutüs

Coordenação de produção: Eduardo de Proença
Diagramação: Beatriz Nespoli
Capa: Victoria Cristina Eduardo

ALTA BOOKS
GRUPO EDITORIAL

Rua Viúva Cláudio, 291 — Bairro Industrial do Jacaré
CEP: 20.970-031 — Rio de Janeiro (RJ)
Tels.: (21) 3278-8069 / 3278-8419
www.altabooks.com.br — altabooks@altabooks.com.br
Ouvidoria: ouvidoria@altabooks.com.br

Editora **afiliada à:**

abdr — Associação Brasileira de Direitos Reprográficos

ASSOCIADO CBL Câmara Brasileira do Livro

Os médicos devem ser pessoas de rara sensibilidade,
artesãos das emoções, profissionais capazes de enxergar as angústias,
as ansiedades e as lágrimas por trás dos sintomas.
Caso contrário, tratarão de órgãos e não de seres humanos.
(Augusto Cury)

SUMÁRIO

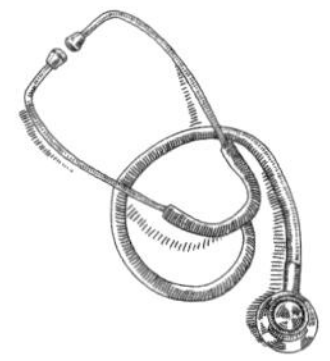

PREFÁCIO

Me senti honrado e privilegiado por ser convidado, diretamente, pelo autor desta obra, Dr. Alexandre Pimenta, para prefaciar este maravilhoso livro. Minha incontida alegria ficou estampada em meu rosto, com um sorrisão ao dar meu imediato "sim"! Pois, afinal, a tão esperada obra literária do médico humanista, de "nossa" Minas Gerais, passaria prioritariamente por mim, com direito de ler seu esboço para prefaciá-la.

O médico, Dr Alexandre Pimenta, atua na Região Metropolitana de Belo Horizonte. Algumas pessoas, agradecidas por sua forma diferenciada e acolhedora de tratar seus pacientes, o apelidam de "anjo". Muitas outras pessoas demonstram gratidão ao presenteá-lo com saborosos queijos, leitões, cabritos assados, galinhas caipiras, caixas de ovos e tantos outros agrados típicos do povo mineiro.

Se ele fosse construir uma sala de troféus, teria que ser refrigerada a zero grau para conservar os troféus-alimentos que sempre ganhou.

Responsável técnico nacional das Clínicas Amor Saúde, o Doutor Alexandre tem centenas de médicos, responsáveis técnicos, sob sua orientação. Com essa grande equipe, atende anualmente mais de 18 milhões de pacientes em todo território brasileiro. O ponto de partida desse sucesso é a humanização no atendimento a todos que procuram socorro. A prática da Administração Solidária, base da gestão dessas clínicas, tem sido outro fator importante e imprescindível na labuta diária pelo bem-estar das pessoas.

Ao ler seus casos e ensinamentos, contidos nesta obra, você vai encantar-se pelo rico conteúdo e narrativas do autor.

Altair Vilar

Fundador e presidente do Cartão de TODOS, Altair Vilar nasceu em João Monlevade e se formou em Engenharia Eletrotécnica pela PUC Minas e em Engenharia Industrial pelo Unileste-MG. Também cursou pós-graduação em Administração e Organização, Administração Financeira e Administração Hospitalar, além de realizar cursos e estágios internacionais no Uruguai, Argentina, França e Alemanha. Vilar ainda foi vereador e vice-prefeito de Ipatinga, diretor do Clube de Investimentos da Usiminas e presidente do Sindicato dos Metalúrgicos de Ipatinga.

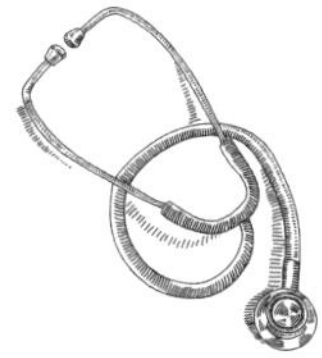

INTRODUÇÃO

Sendo médico ou não, você bem provavelmente já deve ter ouvido falar sobre o Juramento de Hipócrates, aquele voto que os estudantes de medicina do ocidente fazem em suas colações de grau para poder, finalmente, receber o tão sonhado diploma e iniciar suas trajetórias como profissionais formados, responsáveis por cuidar da saúde de toda a população. Mas você já se perguntou por que as palavras de Hipócrates foram escolhidas para marcar esse momento e selar o nosso compromisso com a sociedade?

Muitos acreditam que o motivo é o fato desse médico grego ser considerado como o pai da medicina, afinal, foi ele quem colocou fim à ideia que prevalecia até a Idade Clássica de que essa prática seria uma manifestação mágica para transformá-la em uma ciência baseada na observação clínica. Entretanto, não é só isso. Hipócrates foi também um dos primeiros a enxergar esse campo do conhecimento de uma maneira humanizada, ou seja, colocando o paciente em primeiro lugar.

Uma de suas mais célebres frases diz: "*onde houver amor pela arte da medicina, também haverá amor pela humanidade*". Em meus cerca de 20 anos de atuação na área, somando tempo de estudo e desempenho profissional, constato diariamente o quanto esse médico grego tinha razão. Para praticar tal ciência com a responsabilidade, zelo e eficácia que se espera, é imprescindível aplicar diariamente e de forma consciente esse mesmo cuidado e consideração por todos os indivíduos que passam por nossos consultórios.

É através da construção de um relacionamento médico-paciente ético e de qualidade, com um olhar empático para o ser humano que está à nossa frente, que conseguimos proporcionar a ele o tratamento ideal e uma recuperação satisfatória. Um diagnóstico aprofundado se obtém olhando nos olhos, examinando a pessoa e exercendo uma escuta ativa. Não dá para saber o que está se passando com alguém somente por meio de um relato rápido e alguns pedidos de exames carimbados e assinados com pressa. Às vezes, a resposta para um problema está nos detalhes. E não é difícil chegar a ela, mas para que isso aconteça é preciso, no mínimo, vontade e dedicação por parte do profissional que realiza o atendimento.

Além disso, sabemos que o lado psicológico também é determinante para a qualidade do tratamento de um paciente. Oferecer acolhimento e atenção, pode tornar esse processo muito menos penoso para quem já está em uma situação que não é nada agradável. De uma simples gripe a uma doença terminal, ninguém se sente bem quando o corpo não está em pleno funcionamento. Portanto, é dever de qualquer profissional da saúde ter a sensibilidade de entender que consultório não é linha de produção e que estamos lidando, acima de tudo, com gente.

Mesmo quando adotamos uma perspectiva empresarial para abordar o atendimento em diversos tipos de negócios da saúde, temos que ter em mente que, se a humanização da relação entre companhias e clientes de segmentos variados já é uma exigência do mercado desde o surgimento das novas tecnologias da informação – durante as últimas décadas do século XX e início do século XXI –, imagina em um setor que gira entorno do bem-estar e da saúde física e mental do seu público.

Se você é médico, estudante de medicina, empreendedor ou investidor da área, ou ainda membro da indústria farmacêutica, saiba que não existe mais espaço para outro tipo de conduta em hospitais, clínicas e demais empresas do ramo. Na verdade, o sucesso atualmente pertence exatamente a profissionais e empreendimentos que vão além. Não basta mais humanizar, é necessário promover uma administração solidária, isto é, uma gestão que se preocupe também em contribuir com o desenvolvimento social do país e com a melhoria da qualidade de vida da população.

Se você não acredita no que acabei de afirmar e/ou ainda tem dúvidas em relação às transformações que estão ocorrendo na sociedade contemporânea, fico feliz que esteja com este livro em mãos! Me acompanhe pelas próximas páginas que te provarei através das minhas vivências, de trocas com pacientes, companheiros de ofício e empresários do ramo, porque se concentrar mais no ser humano e menos no lucro pode te render resultados muito maiores do que você imagina. Já adianto, ainda, que fazer a diferença na vida das pessoas é o que irá garantir a permanência do seu negócio a médio e longo prazo.

E não só isso, nesta obra, também vou te ensinar como usar os princípios do atendimento humanizado e da administração solidária na construção da sua carreira e/ou organização do zero para te ajudar a prosperar, ao mesmo tempo em que cumpre o compromisso que nós, profissionais da saúde, firmamos com Hipócrates e com a sociedade.

Assim como as caixas-pretas dos aviões, que gravam todos os sons das cabines de comando e do sistema de áudio e ainda registram dados como velocidade, aceleração, altitude, ajustes de potência e outras informações para revelar como se dá cada voo, este livro pretende ser uma espécie de caixa-preta da medicina. Ao desvendar para quem o lê, cada pormenor de nossa atuação profissional e o funcionamento de um negócio (leia-se consultórios, clínicas, hospitais) desse segmento, para, então, apresentar ensinamentos e práticas indispensáveis ao atual mercado e à sociedade contemporânea.

Colocar o ser humano no centro das suas ações é o mínimo que precisa fazer. Se adaptar às mudanças e aprender a usufruir da evolução tecnológica e inserir a inovação no seu dia a dia é dever de casa. Dedicar-se a desvendar e superar os desafios da clínica médica é o caminho que lhe permitirá construir um legado sólido e admirável, capaz de resistir, inclusive, ao tempo.

Boa jornada, descobertas e leitura!

Alexandre Pimenta

PARTE 1

ABRINDO A CAIXA PRETA

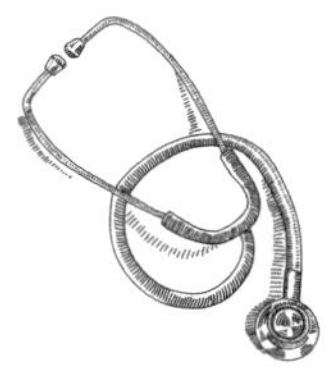

CAPÍTULO 1

PACIENTE NÃO É PROTOCOLO

Tenho muitas recordações felizes da minha infância. Como morava em Montes Claros, uma importante cidade do Norte de Minas Gerais, mas ainda assim de interior, eu podia brincar tranquilamente na rua. Não era raro passar horas andando de bicicleta, jogando bola ou brincando de pique-esconde com meus amigos e primos. Mas uma coisa me marcou muito já nessa época. Apesar de ter sido presente e carinhoso, meu pai era uma pessoa que se dedicava bastante ao trabalho. Lembro que ele estava sempre atendendo alguém. Não importava quem o procurava, a todo momento meu pai estava disponível para escutar, acolher e ajudar a todos da maneira que podia.

Eram inúmeras as pessoas que vinham até ele com questões relacionadas à saúde e todo tipo de problema que envolvia o município, como buracos nas ruas, falta de estrutura em escolas, ausência de saneamento básico e outros. Isso acontecia porque meu pai era um médico reconhecido na região, que mais tarde se tornou vereador. Mesmo ocupando posições consideradas de destaque, ele nunca se rendeu a vaidades, ao apego a bens materiais e, muito menos, a politicagens. Seu interesse sempre foi dar assistência a quem precisava, através da prática de uma medicina humanizada e do uso responsável do cargo público.

Assistir a tudo isso de perto exerceu uma influência muito grande sobre mim. Com apenas 15 anos, já sabia que queria seguir os mesmos passos que meu pai. Então, ao completar 17 anos e me formar no ensino médio, não perdi tempo e me inscrevi no vestibular para Medicina. Estudei com tanto afinco que, na primeira tentativa, passei na prova. Minha história como médico se iniciou, então, em 2004, quando ingressei na Faculdade da Saúde e Ecologia Humana (Faseh), em Vespasiano, na Região Metropolitana de Belo Horizonte (RMBH), onde realizei meus primeiros estudos na área e permaneci até 2010, ano em que obtive o meu tão sonhado diploma, e ainda tive a honra de ser o orador da minha turma.

Ainda durante a graduação, eu tive a oportunidade de começar a atender aqueles que realmente necessitam. Em 2006, meu pai foi candidato a deputado federal e me ofereci para cuidar da sua campanha na capital mineira. Ao vestir essa bandeira política, vi vários indivíduos muito carentes passarem a bater na minha porta também para solicitar uma consulta, um exame ou mesmo uma cirurgia de graça. Foi aí que vi que poderia começar a fazer a diferença. Mobilizei minha rede de contatos e consegui dar acesso à saúde para essas pessoas. Eu mesmo as atendia sob a supervisão dos meus professores ou as encaminhava para a rede pública de suas regiões com o auxílio de conhecidos que atuavam na regulação do Sistema Único de Saúde (SUS).

No ano de 2010, antes de me formar, meu pai decidiu se candidatar a deputado estadual e, mais uma vez, pude atender à população. Apesar da alegria em poder desempenhar novamente o meu papel como o médico que queria ser e cuidar da saúde de quem precisa, eu sabia que a política não era opção para mim, e também deixou de ser para meu pai que encerrou sua carreira política neste mesmo ano, e voltou a se dedicar exclusivamente à Medicina, sua verdadeira vocação, e mesmo assim permaneceu ajudando aos que sempre o procuravam. Admirava demais o trabalho do meu pai. Entretanto, justamente por acompanhar toda a sua trajetória desde que eu era uma criança e ver a frustração que ele sentia por não ser capaz de ajudar a todos que pediam, devido aos limites éticos, percebi que eu poderia fazer muito mais como um profissional da área da saúde.

Sendo assim, me preparei financeiramente e, logo que concluí a faculdade, fiz uma residência médica em Cirurgia Geral na Fundação Hospitalar do Estado de Minas Gerais (Fhemig), sob a coordenação do grande Mestre e

Doutor Alcino Lázaro da Silva pela Fupec, e iniciei meu primeiro desafio no mundo do empreendedorismo.

A Total Saúde nasceu como um empreendimento dedicado ao atendimento em todas as especialidades médicas a preços acessíveis para a população de Montes Claros. Convidei meu pai para ser o nosso principal médico e minha mãe, a nossa gestora, uma vez que ela era advogada e possuía ampla experiência no comércio.

Alguns anos depois, ainda me especializei em Medicina Hiperbárica pela Universidade de São Paulo (USP) e em Endoscopia Digestiva pela Suprema - Faculdade de Ciências Médicas e da Saúde de Juiz de Fora. Em paralelo a isso, busquei também conhecimento prático tanto na rede pública quanto na privada. Após passar em um concurso para trabalhar no SUS de Jaboticatubas, na RMBH, comecei a atuar em um distrito da cidade chamado São José de Almeida. A cada 15 dias, comparecia a esse local para realizar todo tipo de cirurgia que a população necessitava, e em cinco anos zerei o número de pacientes na fila de espera, feito este nunca ocorrido naquele município, aliviando o sofrimento de muitos pacientes que esperavam há anos na fila do SUS.

Cheguei a atuar como diretor em empresas como o Greenlife, onde fui responsável técnico pelo convênio no Estado de Minas Gerais junto da ANS por três anos no Hospital Dia Medqualis, com o amigo e mentor Dr. Ricardo Guimarães, e a Associação Evangélica. Nessa última, fui convidado, pela querida amiga Dália Francisca, para criar o setor de Oncologia da unidade Betim, também na Região Metropolitana de Belo Horizonte, do zero.

Durante toda a minha carreira, sempre me preocupei em guardar uma parte do que ganhava para investir em novos negócios. Foi assim que fundei outra clínica, dessa vez no bairro Venda Nova, em Belo Horizonte, chamada Saúde Plena, que mantive por um período de três anos. Porém, foi em 2016 que abri o meu principal empreendimento, o Gastrocentro, Centro Mineiro de Endoscopia Digestiva Avançada. Localizada em Contagem, na RMBH, essa é uma companhia que se especializou na realização de exames de endoscopia digestiva, colonoscopia e diversos outros procedimentos no sistema digestivo.

No entanto, o cargo de CEO dessa que é uma das três clínicas que mais realizam exames no Brasil, com mais de 100 mil procedimentos realizados apenas no ano de 2023, não me impediu de desempenhar outros papéis importantes, entre eles o de diretor do São José Hospital & Maternidade, diretor do Iria Diniz de Contagem, da O2 Santa Casa de Montes Claros, e me tornar membro titular do Colégio Brasileiro de Cirurgiões (CBC). Além disso, me tornei professor da Faseh e da Faculdade Afya Ipemed, um dos trabalhos que mais amo fazer, pois tenho a chance de ensinar a quem ainda vai entrar no mercado o verdadeiro valor da medicina.

Mais recentemente também topei o desafio de liderar o Projeto Sammas (Sistema de Atuação de Medicina Maximizada Amor e Saúde) das clínicas AmorSaúde, da qual sou Diretor Médico nacional, uma rede com filiais em todos os estados brasileiros mais algumas cidades da Colômbia e do Chile, que oferece consultas e exames a preços acessíveis através do maior cartão de descontos do nosso país, o Cartão de Todos. Esse é um dos negócios mais audaciosos e bonitos do qual já participei até hoje. Cada detalhe sobre ele será revelado a você, leitor, ao longo desta obra.

Mas por que estou compartilhando isso com você? Porque, antes de começarmos este guia – que tem como objetivo mostrar a todos os profissionais da saúde como o atendimento humanizado e a gestão solidária podem transformar não apenas a vida dos pacientes, mas também a sua própria, indo além do crescimento profissional – é importante entender a base dessa jornada.

Ao relatar como as coisas aconteceram comigo e as decisões que tomei ao longo da minha vida, consigo mostrar a você leitor, inclusive, que é possível fazer. Além de demonstrar resultados comprovados, afinal, contra fatos e resultados nenhuma dúvida se sustenta. Portanto, minha história e experiências serão o fio condutor que conecta os pontos aqui revelados a você, leitor e suas próprias vivências. Seguiremos juntos daqui em diante.

Um paciente não é um número protocolo. Medicina é coisa séria e deve ser praticada com o máximo de dedicação, empatia e amor. A partir do momento que um profissional da área da saúde se torna indiferente à dor ou às queixas de um paciente, certamente está trabalhando no modo automático, com foco em número de atendimentos e não em qualidade e resolução dos casos. Além de perigosa, essa prática é desumana.

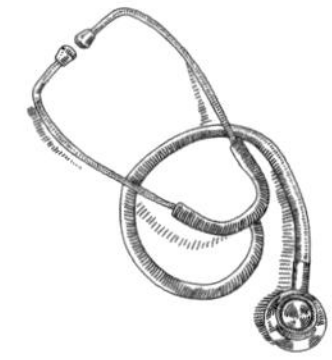

CAPÍTULO 2

A BALANÇA ENTRE A MORTE E A CURA

Você deve estar se perguntando: "afinal de contas, o que é esse tal de atendimento humanizado tão defendido pelo Dr. Alexandre?". Bem, na verdade, esse é um conceito que se popularizou nas últimas décadas em todos os setores da economia, não só na saúde. Essa mudança na maneira como as empresas enxergam – ou pelo menos deveriam enxergar – os clientes se deu devido ao intenso desenvolvimento tecnológico que vem ocorrendo do século XX para cá. Isso porque as inovações da Tecnologia da Informação e Comunicação (TIC) acabaram provocando mudanças profundas nos padrões de comportamento do consumidor.

Com o lançamento do Altair 8800, primeiro computador pessoal que se tornou sucesso comercial, no ano de 1974, e a criação da rede mundial de computadores (*World Wide Web*) em 1989, pudemos finalmente nos conectar reciprocamente, independente da distância, com apenas um clique. Com o nascimento da primeira mídia social do mundo, a SixDegrees, no ano de 1997, fomos ainda mais longe e ganhamos espaço para publicar nossos próprios conteúdos para toda a internet. Quando acontece a propagação dos *smartphones*, com o lançamento da primeira geração do iPhone no ano de 2007, então, tudo isso se intensifica, pois passamos a carregar o mundo virtual em nossos bolsos.

Logo, o consumidor deixa para trás a postura passiva que possuía antigamente, quando era bombardeado pelo marketing tradicional, composto por propagandas em jornais, revistas, rádio, TV, outdoors etc., e quase não tinha meios para se expressar – a não ser por cartas ou reclamações em *call centers* que nem sempre eram repassadas a quem poderia, de fato, resolver o problema – e começa a assumir uma conduta mais ativa, uma vez que pode usar seus perfis em plataformas como Instagram, TikTok, X (antigo Twitter) e Facebook, por exemplo, para demonstrar sua insatisfação com determinado produto ou serviço.

O alcance dessas mídias se tornou tão grande que uma simples postagem pode "viralizar" e alcançar um público até então inimaginável. Se considerarmos que até o final de 2023, essas plataformas ultrapassaram o total de 5 bilhões de usuários ativos – ou seja, 62,3% da população mundial –, conforme a companhia singapurense especializada no estudo de usos digitais Kepios[1], é mais do que compreensível que elas tenham realmente mudado nossas relações com o cliente, que atualmente lançam mão desse recurso para cobrar das marcas uma melhor experiência, através da busca por customização, funcionalidade, propósito e outros.

Diante disso, não dá mais para tratar o cliente como um mero número. É preciso que as organizações procurem formas de humanizar suas relações com o público, valorizando de verdade cada indivíduo. Mais do que nunca, é essencial entender as necessidades e dores do consumidor com o intuito de atendê-las da melhor forma possível. Para isso, é primordial adotar um diálogo mais atencioso e um comportamento mais pró-ativo na resolução de problemas. É por meio desse tipo de abordagem, que hoje se torna possível conquistar e fidelizar um cliente. Em um mercado globalizado e competitivo, quem oferece um tratamento diferenciado se destaca e sai à frente da concorrência.

Agora, pense comigo. Se isso vale para um banco, uma companhia de varejo ou uma *big tech*, por exemplo, imagina para quem lida diariamente com vidas, como nós. Durante muitos séculos, a falta de recursos fez com que os profissionais da área da saúde exercessem uma medicina que chamamos de empírica. Isso significa que as técnicas desenvolvidas pelos médicos dessa época eram testadas nos próprios pacientes, que, em seguida, eram observados para que os resultados obtidos fossem registrados. O sofrimento causado àqueles que participavam desses experimentos não devia ser pouco, não é mesmo?

Porém, com o passar dos anos, a medicina finalmente evoluiu e novos métodos foram elaborados e incorporados em nossas rotinas. Descobrimos terapias que minimizavam as dores e desconfortos dos pacientes. Mas, ainda assim, o nosso foco permaneceu por muito tempo em tratar os sintomas ou a doença, e não o paciente em si. Só mais recentemente que notamos o poder do "calor humano" no tratamento de indivíduos enfermos. Percebemos que um atendimento apoiado na empatia e na comunicação aberta entre equipe médica e paciente, visando escutar com atenção e compreender todo o contexto da pessoa atendida, poderia render *insights* valiosos, capazes de salvar vidas.

No caso da área da saúde, existem diversos benefícios na adoção de um atendimento humanizado, são eles:

- **Construção de uma relação de confiança:** quando um profissional de saúde se esforça para deixar o paciente à vontade e estabelecer um diálogo em que ele tenha tempo e segurança para contar tudo o que está acontecendo em seu corpo, mente e vida, vemos nascer uma relação de confiança entre equipe e paciente. Isso é extremamente importante, pois pode revelar detalhes essenciais para a obtenção de um diagnóstico correto. Sem falar que o paciente também se sente muito mais confortável e confiante com o tratamento que está sendo oferecido;

- **Esclarecimento de todas as dúvidas:** a pior coisa que tem é sair de um consultório com mais dúvidas do que entrou, certo? Ninguém gosta de passar por isso. Sendo assim, o médico que se dedica a explicar com calma todos os pormenores da doença encontrada, os exames pedidos, os procedimentos recomendados e medicamentos prescritos, não só consegue obter a confiança do indivíduo que está diante dele, como também garante que essa pessoa tenha condições de entender por completo a situação, aderindo melhor ao tratamento;

- **Realização de um tratamento personalizado:** atualmente, já sabemos que o estilo de vida de uma pessoa pode impactar em sua saúde física e mental. Portanto, uma avaliação completa, com informações sobre hábitos, preferências e outros itens, pode render, além de um diagnóstico mais assertivo, uma melhor estratégia para a solução do problema daquele paciente em específico.

- **Melhores resultados:** quer que um tratamento tenha mais chances de dar resultado? Então, aposte em conversas francas e, ao mesmo tempo, acolhedoras. Estabeleça uma parceria em prol da cura ou da criação de condições para uma melhor qualidade de vida desse indivíduo. Quando equipe médica e paciente compartilham do mesmo engajamento para alcançar um propósito, é muito provável que as coisas deem certo.

- **Aumento da prevenção:** A pessoa que recebe um atendimento humanizado tende a prestar mais atenção à sua saúde e a realizar um acompanhamento periódico. Tal conduta proporciona uma elevação da taxa de prevenção, o que reduz a probabilidade desse indivíduo de adquirir alguma enfermidade ou sofrer complicações em seu quadro.

Observando cada um desses itens, fica fácil compreender como o atendimento huma- nizado pode representar uma verdadeira balança entre a morte e a cura de um paciente. Esse método contribui enormemente para um diagnóstico, tratamento e prevenção mais eficientes. Ademais, cria na pessoa que está sendo atendida um sentimento de confiança e segurança tão grande capaz de fidelizá-la, ou melhor ainda, torná-la "embaixadora" da sua marca. Seja para tratar os problemas que surgem, fazer acompanhamentos, *check-ups* ou indicar a amigos, ela sempre preferirá quem a tratou como o que ela é, um ser humano.

Simples assim. Humanização significa humanizar, isto é, tornar humano, dar condição humana a alguma ação ou atitude. Também quer dizer ser benévolo, afável e tratável. Podemos dizer que essa abordagem, de certa forma, pauta o sistema de saúde público brasileiro desde o seu nascimento em 1990, uma vez que seu projeto visa à integralidade, universalidade, busca da equidade, além da incorporação constante de novas tecnologias, saberes e práticas. No entanto, a maneira como ela se dá na prática nem sempre traduz os preceitos da humanização. É por esse motivo que o Governo Federal lançou, em 2003, a Política Nacional de Humanização (PNH).

A ideia do programa vinculada à Secretaria de Atenção à Saúde do Ministério da Saúde é efetivar esses princípios em toda a estrutura do Sistema Único de Saúde - SUS, partindo da sua gestão até o atendimento no consultório. Ele busca incentivar trocas entre gestores, trabalhadores e usuários para que debates sejam realizados e mudanças, que proporcionem uma melhor forma de cuidar dos pacientes e de organizar o trabalho, aconteçam. Caso você tenha interesse em saber mais sobre a PNH, você pode acessar a cartilha do Humaniza SUS apontando a câmera do seu smartphone para o QR Code abaixo.

Quem atua ou usa o SUS sabe que ainda temos muito a progredir quando o assunto é humanização. Todavia, se o sistema público, que conta com uma política nacional estruturada para promover a execução dessa abordagem no cotidiano das UBS (Unidade Básica de Saúde), UPAs (Unidade de Pronto Atendimento), PAMs (Pronto Atendimento Médico) e Hospitais da sua rede, enfrenta dificuldades, imagina os empreendimentos do setor privado.

Para que essa realidade possa mudar, eu te convido a conhecer mais sobre os pilares do atendimento humanizado e como ele pode ser aplicado na prática em consultórios, clínicas, hospitais e outros negócios de saúde do setor privado nos capítulos a seguir.

---

1. https://oglobo.globo.com/economia/tecnologia/noticia/2024/01/31/redes-sociais-passam-dos-5-bilhoes-de-usuarios-revela-informe.ghtml

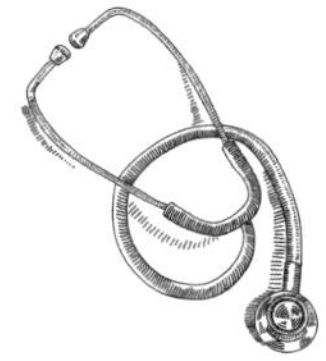

CAPÍTULO 3

TRANSFORME ANTIPATIA EM ADMIRAÇÃO

Quantas pessoas já não saíram frustradas de um consultório médico por acreditarem que não foram atendidas devidamente? Esqueça por um momento o seu vínculo com a área da saúde e recorde das suas experiências como paciente. Se você nunca passou por esse tipo de situação, com certeza conhece alguém que já. Hoje em dia, é cada vez mais comum vermos consultas extremamente rápidas. O atendimento, que antes demorava até uma hora para ser concluído, às vezes não chega a completar sequer 15 minutos. Nesses casos, não é raro o paciente ter sua fala interrompida a todo momento, não ser interpelado pelo médico e, até mesmo, ter exames físicos essenciais negligenciados que poderiam ter sido realizados na própria consulta.

Alguns profissionais se limitam somente a saber a principal queixa do indivíduo para, em seguida, solicitar exames laboratoriais ou de imagem. A causa desse tipo de comportamento, boa parte das vezes, está associada à necessidade de aumentar o volume de consultas para aumentar seus rendimentos. Isso porque a medicina no Brasil adota atualmente um modelo de remuneração *fee-for-service*, em outras palavras, pagamento por serviço prestado. Sendo assim, muitos médicos se veem obrigados a estrangular o tempo de atendimento no consultório para tirar um valor razoável, que pague as despesas da clínica e seu salário. Mas será que essa realmente é uma boa estratégia?

A obra do psicólogo e economista israelense Daniel Kahneman prova que não. Laureado com o Prêmio Nobel de Ciências Econômicas em 2002 por seus estudos sobre a psicologia do julgamento e tomada de decisão, bem como suas pesquisas acerca da economia comportamental, Kahneman defende em seu *best-seller* intitulado *Rápido e devagar: duas formas de pensar* que ter empatia – isto é, se colocar no lugar do outro e sentir o que ele sente, tentando compreender a sua realidade para agir de maneira mais compassiva – é fundamental para proporcionar uma experiência de qualidade ao cliente, algo que já vimos ser essencial para que um empreendimento tenha condições de obter bons retornos hoje em dia.

Se você ainda duvida, confira os dados levantados pela consultoria de gestão estadunidense, McKinsey & Company[1]. Segundo essa empresa, 70% das experiências de compra atuais são influenciadas pela maneira como o consumidor percebe que está sendo tratado. 68% dos clientes chegam a desistir de uma companhia se sentirem que foram negligenciados durante o atendimento. Não te convenceu? Então, vejamos o segmento da saúde. De acordo com um estudo realizado pela assistência médica estadunidense Athena Health[2], 79% dos pacientes relatam ter menos paciência e tolerância para a falta de empatia dos seus médicos, o que acaba gerando neles ansiedade, irritabilidade, frustração, baixa adesão às recomendações médicas e insatisfação.

Sejam consumidores ou pacientes, o que esses indivíduos esperam é serem ouvidos com atenção e respeito para que seus problemas sejam resolvidos. Em cenários de estresse e incertezas, como o de uma enfermidade, por exemplo, essa vontade se intensifica mais ainda, afinal, qualquer um se torna mais sensível em momentos como esse.

Para garantir um atendimento que gere bons resultados e ainda fidelize o paciente, é imprescindível que se estabeleça um diálogo empático entre essas duas partes. Como fazer isso? Primeiro, entendendo que existem dois tipos diferentes de empatia que devem ser trabalhados por nós, profissionais da saúde, diariamente dentro de nossos consultórios.

Uma delas é a empatia cognitiva. Como explica o médico pneumologista e consultor Sergio Ricardo Santos, em seu artigo *Dissecando a empatia*, essa modalidade é caracterizada pela capacidade do profissional de assumir o ponto de vista da pessoa que está diante dele e, não só isso, conseguir comunicar essa perspectiva de volta para ela. O paciente nota essa conduta cognitiva quando sente que: o médico está interessado em saber o que a sua experiência significa para ele; entende mesmo quando ele não está sendo claro e sempre sabe exatamente o que ele quer dizer.

Já a empatia afetiva acontece quando esse profissional é capaz de responder a uma fala do indivíduo que o procurou para se consultar em um tom que ajude a melhorar o estado emocional do seu paciente. Nesse caso, essa pessoa consegue perceber que o médico está tendo uma atitude afetiva ao: não responder mecanicamente, tentar manter a pessoa afastada de preocupações; respeitar seus sentimentos; demonstrar interesse nela; revelar cuidado com seu bem-estar psicológico; indicar preocupação com seu bem-estar geral; e se importar verdadeiramente com ela.

Sendo assim, o ideal é que o médico tenha sempre duas perspectivas ao estabelecer um diálogo com seus pacientes. A primeira é tentar se colocar no lugar desse indivíduo. É preciso entender o seu ponto de vista e oferecer informações técnicas de uma maneira que ele possa compreendê-las bem e absorvê-las com facilidade. Também é importante ter atenção às intervenções que são feitas.

Lembre-se de que cada palavra que sai da sua boca deve contribuir para melhorar o estado emocional do seu paciente e da família dele, que muitas vezes se encontram fragilizados. Você tem o dever de ser sincero em relação ao diagnóstico e prognóstico que tem em mãos, porém, pode explicá-los de uma forma mais sensível, que respeite o momento daquela pessoa e traga tranquilidade para que ela enfrente o que está por vir.

Dessa forma, você consegue construir uma percepção de *expertise* médica e também de parceria, o que pode gerar uma maior adesão do paciente ao tratamento e, consequentemente, um aumento das chances de sucesso deste. Além disso, é possível obter um aumento nos níveis de satisfação desses indivíduos, fazendo com que eles confiem mais em você. Assim, a probabilidade deles retornarem ao seu consultório é muito maior. Sem falar que o sentimento de contentamento pode ser tão grande que esse paciente passe a te indicar a amigos e familiares, fazendo excelentes comentários sobre o seu trabalho.

Vejamos outro levantamento divulgado no portal de notícias médicas estadunidense, Medscape[3], estes números e constatações ajudam, e muito, a compreender o cenário que estamos analisando e, principalmente, o que precisa ser feito. Neste estudo, é revelado que, para 87% dos entrevistados, a compaixão, ou o desejo claro de aliviar o sofrimento alheio, é o fator mais importante para eles na hora de escolher por um médico, mais do que custo, tempo de deslocamento e de espera pela consulta. Esse mesmo artigo também traz um estudo feito pelo Dr. Mohammadreza Hojat, Ph.D., professor e pesquisador em psiquiatria e comportamento humano no *Asano-Gonnella Center for Research in Medical Education and Health Care na Thomas Jefferson University*, nos Estados Unidos, que mostra os benefícios da empatia tanto para pacientes quanto para médicos.

Hojat e sua equipe observaram que pacientes diabéticos tratados por médicos empáticos apresentaram um maior controle sobre suas doenças. Exames laboratoriais constataram que essas pessoas diminuíram seus níveis de hemoglobina glicada e de lipoproteína de baixa densidade do colesterol. Outros registraram taxas significativamente mais baixas de complicações metabólicas agudas que exigiam hospitalização. Já os profissionais relataram menores índices de conflitos, melhor remuneração, maior satisfação do paciente, menos ações judiciais e uma experiência mais gratificante.

Para além dessas observações, existem vários outros pequenos cuidados que devem ser tomados durante uma consulta para que você consiga transformar a antipatia que o paciente pode adquirir devido ao mau atendimento em admiração. Quer ganhar desde o primeiro contato? Então, comece cumprimentando-o com educação. Coloque um sorriso no rosto e dê um bom dia receptivo. Pegue na mão do seu paciente, o convide para se sentar e pergunte o que o levou até o seu consultório. Escute com paciência e atenção. Deixe que explique tudo e dê oportunidade a ele de esclarecer suas dúvidas. Demonstre interesse, devolvendo outras questões e realizando os procedimentos necessários.

Ao final, não se esqueça de elucidar o quadro dessa pessoa e quais serão os próximos passos do tratamento. Se ela precisar chorar e/ou desabafar, permita que seu paciente se sinta à vontade para isso. Você deve entender que não é fácil estar do outro lado da mesa e ouvir certas notícias. Você também não gostaria de receber determinados diagnósticos, não é mesmo? Então, tenha compaixão e acolha esse indivíduo. Sei que o médico que segue todo esse protocolo nem sempre conseguirá fazer um atendimento ágil. No entanto, tenha em mente que ser empático com seu paciente não é uma perda de tempo, muito pelo contrário, cada minuto gasto no consultório pode ser determinante para ele e para você.

Aos poucos, você perceberá que essas pessoas se sentem tão seguras quando estão aos seus cuidados que, naturalmente, as consultas vão se tornando cada vez mais rápidas, porque elas já se sentem melhores apenas em te ver. No final, pode ter certeza de que tudo se tornará bem mais fácil e o seu carinho com todas essas pessoas retornará em dobro para você por afeto, admiração e lealdade. Boa parte dos meus pacientes hoje são indivíduos que se mantêm fiéis a mim por estarem felizes com a qualidade do meu trabalho. Escuto frases como: "não troco você por ninguém", "não confio em outro médico como confio em você" e "só consulto se for com você". E você pode começar a escutar isso também, basta saber tratar quem chega até você da maneira mais humana possível.

Caso a importância do atendimento humanizado já esteja ficando clara para você, passe a experimentar algumas das condutas dessa abordagem que acabei de mencionar para entender como ela funciona na prática. Abaixo você encontra mais algumas dicas que podem te auxiliar nesse momento e um box com os principais pilares da humanização na saúde, confira:

- **Mantenha sempre a ética profissional:** se recordar do juramento que fez e do código de ética da área já é um grande passo para se manter dentro dessa metodologia. Quem se conserva fiel aos princípios de nossa profissão dificilmente terá uma conduta que vá contra o atendimento humanizado;

- **Ofereça um tratamento individualizado:** apesar de ter listado aqui uma série de cuidados que podem ser inseridos em sua rotina, essa não é uma receita de bolo. Cada indivíduo tem um tipo de necessidade e precisará de um atendimento também distinto. Às vezes é preciso realizar adaptações, concessões e adições;

- **Respeite as diferenças:** é fundamental que você compreenda que todos nós somos diferentes. Portanto, respeite essa diversidade. Procure entender quem está na sua frente. Se necessário, tire dúvidas sem ser ofensivo ou invasivo. Tente não julgar as pessoas e se abra para aprender com elas.

Pilares do atendimento humanizado na saúde
• Entender que essa não é uma responsabilidade exclusiva do médico, mas sim de toda a equipe multiprofissional que atua nos mais diversos setores da empresa médica; • Ouvir o paciente, respeitar suas dificuldades e ampará-lo; • Acolher o paciente ajuda a evitar conflitos, cenários violentos e desrespeito entre os envolvidos; • Aliviar a ansiedade do paciente causada pelas preocupações com a saúde; • Existem quatro aspectos essenciais para a relação do cuidado humanizado: ouvir, compreender, aconselhar e respeitar as opiniões, queixas e necessidades dos pacientes.

1. Dados retirados de: https://www.zendesk.com.br/blog/atendimento-humanizado/
2. Dados retirados de: https://www.linkedin.com/pulse/dissecando-empatia-sergio-ricardo-santos-/
3. Dados retirados de: https://portugues.medscape.com/verartigo/6509318?scode=msp&st=fpf_login&anfErrHint=true&icd=login_error_gg_mismatch_fpf&client=205502&urlCache=aHR0cHM6Ly9wb3J0dWd1ZXMubWVkc2NhcGUuY29tL3ZlcmFydGlnby82NTA5MzE4P2Zvcm09bG9naW4mc2NvZGU9bXNwJnN0PWZwZl9sb2dpbiZzb2NpYWxTaXRlPWdvb2dsZQ&su=HL9ouB365BbIKpO5aFhfV8gvFuQNB9gcvJp1oOABhTqNZE/CAlsCVYUQS4pdamQ2&form=fpf

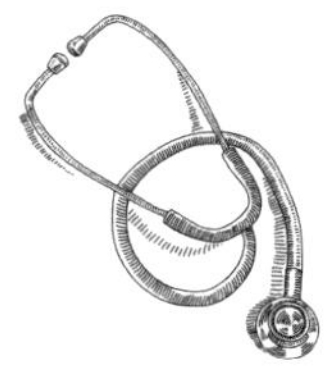

CAPÍTULO 4

BASTIDORES DA ROTINA DO MÉDICO

Se o atendimento humanizado é algo tão positivo para todos, por que os profissionais e empreendimentos da área da saúde têm tanta dificuldade em aderir a ele? Acredito que um dos principais motivos para isso seja a rotina que nos é imposta dentro do ambiente de trabalho.

Os bastidores de um hospital ou clínica, por exemplo, podem ser bastante estressantes, o que muitas vezes mina completamente a capacidade de ser empático com outras pessoas. Pare por um instante e lembre de algum momento em que você estava nervoso, seja por qualquer razão. Você acredita que tinha condições de ouvir alguém com paciência e ser generoso em suas palavras neste instante em específico?

Quando algo nos estressa, preocupa e até mesmo exige mais do que é possível entregar em determinadas situações, nosso cérebro reage liberando hormônios como adrenalina, cortisol e noradrenalina, que atuam nos preparando para uma resposta de luta ou fuga. Assim, nossa frequência cardíaca aumenta, a respiração fica mais intensa e uma boa dose de energia muscular é liberada para podermos reagir a esse estímulo de "ameaça" de forma rápida e eficaz.

Essa é considerada uma resposta primitiva do principal órgão do sistema nervoso, mas que garante nossa sobrevivência em diversas situações de risco. O problema é que ela pode nos atrapalhar bastante em momentos delicados que precisaríamos de mais equilíbrio entre a racionalidade e a sensibilidade, como no atendimento médico.

Ter que socorrer um paciente que está entre a vida e a morte, dar um diagnóstico de uma enfermidade que não possui cura, fazer uma cirurgia em que um pequeno descuido pode resultar em sequelas ou mesmo no óbito do indivíduo que está sendo operado já é estressante o suficiente, não é mesmo?

Porém, as dificuldades que enfrentamos não param por aí. Fora as questões que envolvem o trabalho clínico em si, somos obrigados a lidar com pontos que nos desgastam ainda mais e pioram a nossa condição, como ter que lidar com burocracias em excesso – dentre elas uma quantidade infinita de papéis de solicitações de autorização e pagamento – e agendas mal administradas, sem um minuto para descanso.

Como já mencionei anteriormente, o fato de seguirmos um modelo de remuneração *fee-for-service* nos força a manter um número muito alto de agendamentos se quisermos ter uma compensação financeira razoável. Para você ter uma ideia, a pesquisa *Let Doctors Be Doctors*[1] (em tradução livre, deixe *os médicos serem médicos*), desenvolvida pela Athena Health, aponta que a média de atendimento necessária para que um médico consiga equilibrar as suas contas é de 25 a 30 pacientes por dia. Não é à toa que esse mesmo estudo indica que:

- 54% desses profissionais estão esgotados;
- 88% estão moderadamente a severamente estressados;
- 59% não recomendariam a carreira em medicina para seus filhos.

Veja bem a que ponto chegamos. Antigamente, era o sonho de qualquer pai ou mãe verem seus filhos se formarem em medicina, pois sabiam que essa profissão poderia lhes render um excelente futuro. Se esses genitores exerciam essa atividade, então, era um orgulho maior ainda, pois estavam seguindo os mesmos passos dos pais. Agora, ser médico se tornou algo tão desgastante, que essas pessoas preferem que sua prole tenha outro destino, mais saudável e feliz. Se você trabalha em um hospital ou clínica, provavelmente, deve conhecer profissionais que desenvolveram quadros de burnout, transtorno de ansiedade ou depressão devido ao trabalho.[2]

Como anda a saúde mental dos médicos brasileiros

- 62% dos médicos que atuam no Brasil desenvolveram um quadro diagnosticado ou sintomático de síndrome de burnout ao longo de suas carreiras;
- 47% já tiveram diagnóstico de transtorno de ansiedade;
- 46% sofrem ou sofreram de depressão;
- Os médicos brasileiros possuem um nível de estresse 30% maior do que seus colegas, por exemplo, dos Países Baixos;
- A maioria não consegue manter um estilo de vida saudável. 71% não praticam atividades físicas regularmente, 65% dormem menos do que de 6h a 8h por dia e 36% não têm uma alimentação saudável;
- A média de horas trabalhadas por eles no país é de 52,5h semanais;
- Para esses profissionais, as principais razões para os sintomas de burnout são: o excesso de horas no trabalho (47%); salário insuficiente (32,6%); falta de realização profissional (30,6%) e excesso de tarefas burocráticas (27%).

Fonte: Pesquisa "Saúde Mental do Médico" realizada pelo Research Center da Afya®.

Se nos encontramos em um estado tão alarmante como esse, como seremos capazes de realizar um atendimento humanizado? Para sermos empáticos, precisamos que os outros também sejam compassivos com a gente. É dever de quem possui um negócio na área da saúde proporcionar boas condições de trabalho para esses profissionais. Não custa nada abrir a porta do consultório ocasionalmente e perguntar se aquele médico está precisando de alguma coisa. Muitos indivíduos não se preocupam com o que ocorre com esse trabalhador dentro do consultório. Entretanto, também somos humanos e necessitamos de alguém que olhe por nós às vezes.

Não é raro passarmos um dia inteiro sem fazer uma pausa sequer para ir ao banheiro, comer ou beber água. Atendemos um paciente atrás do outro e nem um cafezinho nos é oferecido. Se você que está lendo este livro é dono de uma clínica, hospital ou qualquer outro tipo de empreendimento neste setor, avalie qual é o tratamento que sua equipe tem recebido e, caso seja necessário, se apresse em modificá-lo. Você pode adotar uma série de pequenas medidas que vão melhorar, e muito, a qualidade de vida e, consequentemente, do trabalho, dos seus profissionais.

Peça, por exemplo, que a secretária leve um copo de água para o médico com o qual ela atua de tempos em tempos. Pergunte se ele necessita que ela segure o próximo paciente – se isso for possível, é claro – para que ele possa ir ao banheiro. Ofereça um ambiente sossegado e com comida de qualidade para que esses profissionais possam almoçar e recarregar suas energias. Tenha um café disponível para eles. Criar salas de descompressão com sofás e outros itens que proporcionem descanso, descontração e acolhimento é outra iniciativa que ajuda a reduzir os índices de estresse.

Adotar atitudes que agilizam as nossas vidas também pode ser de grande valia. Serviços de *vallet-parking* costumam economizar minutos preciosos no dia a dia do médico. Contratar profissionais capacitados e pró-ativos para auxiliá-lo não só economiza tempo, como torna seu trabalho muito mais eficaz. Uma secretária que já organiza os papéis das solicitações de autorização e pagamento e deixa tudo pronto para ele apenas assinar ou uma enfermeira que consegue realizar triagens, preencher prontuários, coletar exames, administrar medicamentos e outros sem depender de um médico do lado, permitem que não soframos tantas pressões e que nos concentremos no que estamos ali para fazer, que é cuidar da saúde do paciente.

Quem está à frente desse tipo de negócio deve entender que seu principal ativo é o capital humano. Sem ele, nada acontece ali dentro. Um profissional esgotado, estressado e a ponto de desenvolver uma doença psíquica, como síndrome de burnout, transtorno de ansiedade ou depressão, além de não conseguir dar a atenção que o paciente precisa, também é incapaz de produzir como deveria. Na verdade, pode até causar transtornos graves. Qualquer indivíduo nessas condições pode se desconcentrar e cometer um erro, e quando falamos de saúde, uma simples falha pode ser fatal. Sem falar de outros problemas de ordem administrativa, como afastamentos, altas taxas de *turnover*, perda de talentos etc.

Se você já tem (ou pretende ter) um empreendimento de sucesso no ramo da saúde, comece pensando em seus colaboradores. Trate todos como gostaria de ser tratado. Você se sentiria bem melhor em um ambiente corporativo que se importasse com você e oferecesse condições para que pudesse desempenhar suas funções de maneira saudável, não é mesmo?

Então, reflita sobre isso e não pare por aqui. Prossiga com a sua leitura, adiante darei mais detalhes sobre como criar um negócio no segmento de saúde que seja humanizado, tanto para os clientes quanto para os funcionários, visando aumentar a sua receita e torná-lo sustentável e sólido.

---

1. https://www.athenahealth.com/knowledge-hub/practice-management/technologys-role-fixing-physician-burnout
2. https://www.poder360.com.br/pesquisas/dois-a-cada-3-medicos-do-brasil-tem-ou-tiveram-burnout-diz-pesquisa/

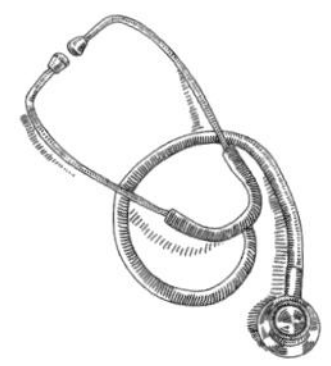

CAPÍTULO 5

DESAFIOS: DO PRÉ AO PÓS-ATENDIMENTO

Após tantos anos me dedicando a promover o atendimento humanizado por onde quer que eu passasse, acabei me dando conta de que existem alguns padrões que se repetem em várias empresas de saúde e que dificultam bastante a implementação dessa abordagem de maneira ampla nas clínicas e hospitais pelo Brasil. E eles não estão presentes apenas em uma das etapas da prestação desse serviço, mas em todas. Desde o pré até o pós-atendimento, é possível identificar gargalos que levam o paciente a ter uma péssima experiência ao buscar por um serviço médico.

As companhias e profissionais que desejam se destacar devem ter em mente que o atendimento não se resume apenas ao consultório, tudo se inicia lá no primeiro contato que a pessoa tem com o seu negócio, antes mesmo de marcar a primeira consulta. Um dos maiores erros dos médicos e empreendedores da saúde é negligenciar essa fase. Pode parecer que não, porém, a maneira como você planeja e executa o seu marketing médico, por exemplo, influencia diretamente na percepção que os indivíduos terão do seu empreendimento.

Vamos dedicar um capítulo inteiro a esse tema mais para frente, já posso adiantar que cuidados, como responder os comentários e *directs* nas mídias sociais com boa vontade e prontidão, elucidar todas as dúvidas que puderem ser sanadas por meio dessas plataformas e se colocar à disposição para encontrar o melhor horário para encaixar aquela pessoa são essenciais. O mesmo vale para o atendimento por telefone ou presencial. O possível paciente tem que perceber que ele importa já neste momento. Se esse indivíduo recebe uma atenção especial antes mesmo de consultar, ele tende a chegar mais disposto a se abrir no consultório.

No entanto, a solicitude precisa continuar mesmo depois do agendamento. O contato de confirmação deve ser feito com educação. Caso o paciente necessite remarcar, não seja rude ou coloque empecilhos, procure resolver o problema dele oferecendo novas opções de horários.

Quando a pessoa chegar na recepção, é importante também que tudo esteja organizado. O local precisa dispor de uma estrutura adequada para receber quem entra, como assentos macios; chão, móveis e banheiros limpos; pelo menos uma água e café para ser consumido; opções para entretê-la até ser chamada; além de um ambiente majoritariamente silencioso.

A secretária deve cumprimentar o paciente e acompanhá-lo até a sala de espera. Se houver algum atraso, é de bom-tom que ela avise e esclareça, quando possível, qual é a previsão de espera. Nunca se esqueça de ser sempre sincero. É melhor escutar que houve um contratempo e o médico vai demorar um pouco para conseguir fazer o atendimento do que ficar horas aguardando sem qualquer perspectiva sobre quando isso vai ocorrer e o porquê daquela situação.

Em seguida, o trabalho é com o médico. Nessa parte do atendimento, o ideal é seguir aqueles passos que já foram apresentados no capítulo 3. Todavia, para ser capaz de colocá-los em prática de forma genuína e com apuro, o profissional da saúde deve internalizar um pensamento que tenho evidenciado desde o início desta obra, a ideia de que a prestação de uma assistência humanizada requer um olhar que não seja voltado apenas à doença, mas ao ser humano. O foco deve ser o paciente, e não só a doença em si. Quem está sentindo os sintomas e precisará se submeter a um tratamento é uma pessoa, que precisa ser vista e tratada como tal.

Repito isso mais uma vez, porque compreender verdadeiramente e adotar essa postura de forma natural é também um dos pontos que identifico como problemáticos nesse processo de mudança de concepção do atendimento em saúde. Devido à sobrecarga de trabalho, um número significativo de médicos acaba realizando um trabalho mecanizado e tecnicista, que se resume a descobrir com rapidez o que está acometendo aquele indivíduo e indicar o tratamento mais adequado, sem se importar com o que é visto por eles como "pormenores".

Como profissional da saúde, entendo completamente o que é essa correria do dia a dia a que estamos submetidos diariamente. Nossa rotina é tão puxada que ela, simplesmente, nos consome e não nos permite pensar muito além do que nos é exigido naquele instante. Para quem atua nos serviços de urgência e emergência, então, essa realidade é ainda mais cruel. Porém, justamente por estarmos em uma posição em que o bem-estar e a vida de outras pessoas depende da maneira como executamos nossas funções médicas, é que devemos prestar muita atenção em cada detalhe de nossas condutas.

Pelo fato de essa alteração de perspectiva ser algo tão complicado, as saídas que encontro para esse cenário são a preocupação em oferecer condições de trabalho mais saudáveis e dignas a essas profissionais, juntamente com a realização de um investimento em sua capacitação.

Como já vimos, uma companhia que valoriza seus médicos e cria um ambiente aco- lhedor, seguro e humanizado contribui para que eles também gerem melhores condições mentais para esses indivíduos, permitindo o crescimento do sentimento de empatia neles. A busca por conhecimento também contribui, pois nos ajuda a pensar sobre o que estamos fazendo e o que é preciso para melhorar nossas atuações.

A prestação de um serviço humanizado, especialmente pela figura do médico, é tão fundamental que ela é capaz até mesmo de reverter os julgamentos negativos formados na cabeça do paciente a partir de experiências ruins no pré-atendimento, por exemplo. Você já passou por dificuldade para marcar um horário com alguém ou não recebeu a atenção devida quando chegou no local para consultar ou realizar um exame ou procedimento, mas esqueceu tudo dentro do consultório quando o profissional se mostrou gentil e conseguiu atender a todas as suas necessidades? Às vezes temos consciência das falhas que existem nessa primeira etapa, entretanto, optamos por continuar a tratar com aquele médico devido à sua humanidade e eficiência.

Portanto, não ignore o poder do que acontece dentro do consultório. Claro que todas as outras fases do atendimento também são importantes. O pós, por exemplo, é outra parte que não pode ser esquecida de forma alguma e necessita de muita atenção. Temos que lembrar que o atendimento não termina quando o paciente sai da clínica ou do hospital. Ele precisa ser acompanhado, principalmente, quando passa por procedimentos que podem trazer algum risco ou manifestar algum tipo de efeito colateral.

Mesmo nos tratamentos mais simples, como os estéticos não invasivos efetuados por dermatologistas, é interessante que alguém da sua equipe envie uma mensagem perguntando como está a recuperação daquela pessoa. E é aqui, no pós-atendimento, que de fato as relações entre paciente e médico são estabelecidas e firmadas. Afinal, quando uma pessoa entende que foi acolhida, acompanhada e que continua assistida, dificilmente irá cogitar a possibilidade de buscar outro profissional.

Um paciente seguro, passa a ter certeza de que está sendo bem assistido e começa a confiar cada vez mais no trabalho do médico. Esse indivíduo também se sente à vontade para revelar informações importantes sobre o seu quadro. Quando é indagado, ele pode comentar sobre reações desconfortáveis e às vezes bem pessoais, que para ele não seriam de grande relevância, mas que podem indicar algo que deve ser observado com atenção ou que necessita de um atendimento de urgência. Ou seja, esse simples cuidado, que muita gente não dá a mínima, pode ser determinante para o êxito do seu negócio/trabalho e para a saúde do seu paciente.

Outros recursos, como o envio de informações, pesquisas de satisfação, contato para novos agendamentos, também são valiosos. Por meio do *feedback* enviado pelas pessoas que passaram pelo seu consultório, é possível ter uma noção de como todas as etapas do atendimento estão sendo feitas e quais aspectos podem ser aprimorados. Uma gestão eficiente de dados com o auxílio de programas de CRM (*Customer Relationship Management*, ou em português Gestão de Relacionamento com o Cliente) é mais uma maneira de construir uma base sólida de relacionamento com seus pacientes, como explicarei mais adiante.

Isso nos leva a um ponto fundamental: para adotar definitivamente o atendimento humanizado, é crucial investir também em infraestrutura. A falta de um ambiente confortável e adequado — tanto para quem recebe o atendimento quanto para o profissional —, além da carência de ferramentas que elevem a qualidade do serviço (como um CRM), cria barreiras para a implementação plena desse método.

Obviamente, nem sempre quem está começando um empreendimento possui capital suficiente para dispor da melhor estrutura possível. No entanto, vale fazer esse esforço de tentar aos poucos, conforme as suas condições – sem fazer loucuras –, e ir realizando *upgrades* em sua empresa. Tenho certeza de que você me agradecerá depois.

Bases de sustentação a serem implantadas
• Oferecer vários canais de atendimento pessoalmente, por telefone ou pela internet; • Treinar constantemente a equipe a fim de que suas dúvidas sejam sanadas e dados importantes sejam compartilhados; • Permitir que os pacientes sejam acompanhados por familiares, com o intuito de que recebam suporte emocional; • Garantir que todos os direitos dos pacientes sejam respeitados, eles não existem à toa; • Promover uma comunicação que seja clara entre seus colaboradores; • Buscar melhorias constantes, pois esse não é um processo finito, definitivo. A todo instante surgem novos recursos, estudos e metodologias que podem contribuir, e muito, com a humanização do atendimento e gestão de um negócio.

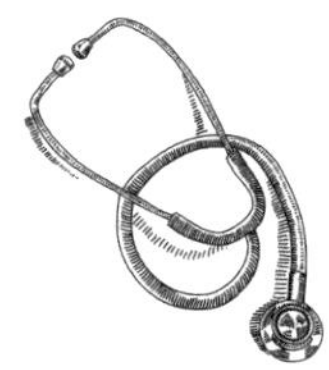

CAPÍTULO 6

MAIS DO QUE UMA TENDÊNCIA

Segundo dados do estudo Demografia Médica no Brasil 2023[1], desenvolvido pela Associação Médica Brasileira em parceria com a Faculdade de Medicina da USP, são realizadas no país cerca anualmente de 600 milhões de consultas médicas, o que corresponde a pouco mais de 3,13 atendimentos por habitante/ano, que no período avaliado era de aproximadamente 210 milhões de pessoas. Mas o que esses indivíduos não abrem mão durante todas essas consultas? Outra pesquisa, desta vez produzida pela plataforma espanhola de agendamento e consultas online Doctoralia[2], tem a resposta.

Após ouvir 3,5 milhões de usuários de diferentes nações do mundo, essa plataforma elencou alguns dos principais critérios escolhidos pelos pacientes na hora de escolher um médico para se consultar. E adivinhe só, no Brasil, o que a maioria dos pacientes considera indispensável é exatamente a humanização no atendimento. 63% dos entrevistados dizem procurar a abordagem humana. Em seguida, vem o diagnóstico com 16%, depois a pontualidade com 12% e, para fechar a lista, a comunicação com 4%, todos os itens que, de uma maneira ou de outra, também são contemplados por essa abordagem.

Em outros países, como Espanha, Itália e Polônia, por exemplo, a população também vê a abordagem humana como uma das prioridades no atendimento médico. Porém, nenhum deles ultrapassa a nossa nação nesse quesito, uma vez que registram os seguintes números respectivamente: 40%, 34% e 35%.

Voltando o olhar para a nossa casa, quando o assunto é de fatores que deixam a desejar nos serviços médicos brasileiros, o levantamento da Doctoralia revela que:

- 37% reclamam da ausência de uma abordagem humana ou problemas de comunicação durante a consulta;

- 26% indicam a falta de compromisso com o horário, tais como atrasos, cancelamentos e alterações na agenda;

- 26% apontam outros motivos, como, por exemplo, preços elevados e consultórios em más condições;

- 23% se sentem insatisfeitos com o tratamento. Nesse caso, os pacientes relatam situações em que não se sentiram confortáveis, não viram melhoras em seus quadros ou que o profissional não explicou bem o diagnóstico e/ou tratamento.

- Já 7%, não gostam quando as consultas são rápidas demais.

Diante desse contexto, podemos assumir que o atendimento humanizado é uma tendência global, mas principalmente na nossa nação. As pessoas querem ter experiências positivas e, para isso, exigem tudo o que já mencionei nos capítulos anteriores. O próprio gerente de Produtos de Experiência do Paciente na Doctoralia, Gustavo Comitre, destacou ao comentar essa pesquisa na imprensa que, atualmente, não há nada que seja mais relevante para quem está se consultando do que a humanização: “O lado humano se sobressai quando o médico consegue deixar o paciente confortável no consultório, olhar em seus olhos, fazer com que ele sinta que o especialista se importa com sua saúde e, em especial, ter uma comunicação clara e amigável”.

Comitre ainda vai mais longe. Ele declara que o paciente de hoje, assim como o consumidor de outros segmentos de mercado, não é mais passivo. Esse indivíduo vai atrás de informações e deseja que seu médico o inclua na conversa: “É o paciente que vai buscar diferentes profissionais, verificar as opiniões sobre eles, pesquisar sobre sua condição de saúde e, vai querer não apenas uma decisão consentida por seu médico, mas principalmente uma decisão construída e compartilhada. Por isso, o diálogo é fundamental para esse paciente confiar no profissional do outro lado", explica.

Já o CEO da plataforma, Cadu Lopes, ressalta que aprendeu muito com esse estudo, especialmente, "que as pessoas não querem apenas agendar uma consulta, mas que procuram por um profissional a quem confiar e que atenda às expectativas delas. E as opiniões são o melhor jeito de se sentirem confortáveis com um médico antes de agendarem a visita".

Sendo assim, se você quer criar uma imagem positiva em seu público e desenvolver esse tipo de vínculo a fim de mantê-los fiéis a você e/ou seu empreendimento, não restam dúvidas de que o melhor caminho para isso é o atendimento humanizado.

O poder das relações construídas com base no respeito e confiança é incrível. Quanto mais proximidade e profundidade na relação entre médico e paciente, melhores serão os resultados - em todos os aspectos considerados. Médicos que se dedicam à profissão como o esperado são lembrados, indicados e, por vezes, eternizados.

---

1. Dado retirado de: https://amb.org.br/noticias/lancada-a-demografia-medica-no-brasil-2023/

2. Dados retirados de: https://press.doctoralia.com.br/88520-atendimento-humanizado-e-principal-criterio-para-pacientes-40

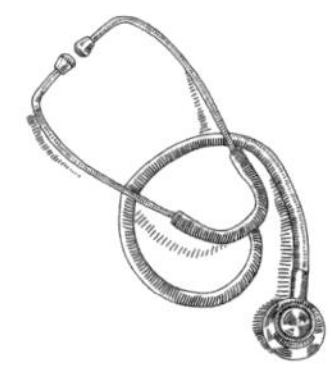

CASE 1

Caso você ainda não tenha se convencido do poder do atendimento humanizado para a relação médico-paciente e a saúde de quem entra em seu consultório, vou reproduzir aqui um pequeno relato de uma paciente, que ilustra muito bem tudo o que acabei de explicar ao longo desta primeira parte do livro. Conforme contei no capítulo 1, desde o início da minha carreira, atendo pelo SUS na RMBH. Um dos lugares onde atuo é o Centro de Especialidades Médicas (Ceme) de Vespasiano, mantido pela prefeitura deste município. Há sete anos, a servidora pública Rosany Lima Pedra compareceu ao meu consultório para a primeira de suas várias consultas comigo.

"Quando procurei o Ceme, estava sentindo fortes dores na região intestinal, prisão de ventre e sangramentos. Primeiro, me consultei com um clínico geral, que após escutar as mi- nhas queixas, me encaminhou para o gastro do Centro de Especialidades, o Dr. Alexandre. Desde a minha chegada na recepção, fui muito bem recebida. A equipe dele foi muito educada e atenciosa comigo e, quando entrei para a consulta, o Dr. Alexandre foi excepcional.

Além de me tratar bem naquele momento de mal-estar e muita preocupação, ele ouviu tudo o que eu tinha para dizer com calma e verdadeiro interesse. Me fez algumas perguntas e exames. Foi graças a todo esse cuidado que ele descobriu que eu estava com hemorroidas (inflamação ou dilatação das veias ao redor do ânus ou do reto) grau quatro e diverticulite (inflamação ou infecção de pequenas bolsas do trato digestivo).

Ele me explicou direitinho tudo o que estava acontecendo comigo e contou que eu precisaria de uma cirurgia. Infelizmente, eu não fui operada pelo Dr. Alexandre, porque ele já não estava mais fazendo esse trabalho no Ceme de Vespasiano. Mas desde então faço meu tratamento de diverticulite com ele e não abro mão, porque o Dr. Alexandre é um médico espetacular.

Ele traz consigo uma bagagem de conhecimento e humanidade que vi em poucos até hoje. Todas as vezes que tive crises de diverticulite, fui atendida mesmo não estando com horário marcado. Ele é especial em minha vida. Espero tê-lo sempre como meu médico anjo. Fui acolhida com muito carinho e respeito por ele em todas as vezes que necessitei dos seus cuidados como profissional. Resta-me apenas o agradecer por fazer parte da minha vida".

Essa é uma das pacientes que tenho o prazer de atender com regularidade já há muitos anos. O apreço que ela demonstra por mim é algo que me emociona bastante. Sei que meu trabalho proporcionou uma melhor qualidade de vida a ela, e Rosany é imensamente grata a mim por isso. Perceba que não conto essa história para me gabar e conquistar elogios e aplausos do meu leitor. O que quero que você perceba aqui é como a humanização no atendimento médico impacta positivamente na vida das pessoas e, consequentemente, na carreira do profissional de saúde.

Rosany é grata por eu conseguir amenizar o seu sofrimento físico e controlar o seu problema, porém, não é só isso. Ela passou a me ver como um médico digno de admiração porque eu também soube enxergá-la como alguém digna de carinho e respeito, para usar as próprias palavras dela. Rosany é uma daquelas pacientes que não pensam duas vezes antes de me indicar e que, se puder escolher, jamais irá me abandonar. É esse tipo de afeto que faz o nome de um médico, e que nos dá ânimo para levantar da cama todos os dias e ir trabalhar, pelo menos para os que se importam com a sua missão.

PARTE II

SUA ESCOLHA, SUA RESPONSABILIDADE

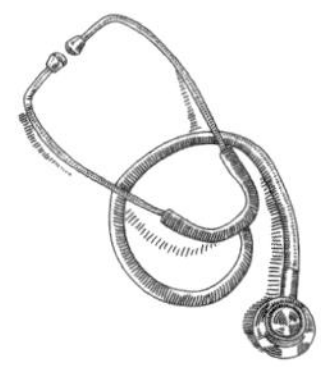

CAPÍTULO 7

DINHEIRO OU VOCAÇÃO?

Agora que você já entendeu o que é o atendimento humanizado e a importância deste para o paciente, sua carreira/negócio e para a medicina na totalidade, quero fazer aqui uma pequena provocação. O que te levou a fazer uma graduação ou empreender nessa área? Não há dúvidas de que receber o título de médico ou estar envolvido de alguma maneira com a promoção da saúde é um símbolo de *status* em nosso país. Além da admiração por você se dedicar à nobre missão de zelar pela vida do próximo, essa é uma das formações mais antigas que existe no Brasil.

As primeiras instituições oficiais de ensino superior fundadas em território brasileiro foram as Escolas de Cirurgia da Universidade Federal da Bahia (UFBA) e a Faculdade de Medicina da Universidade Federal do Rio de Janeiro (UFRJ), criadas em 1808 pelo então imperador, Dom João VI, quando a família real chegou por aqui, fugindo do exército de Napoleão Bonaparte, que havia invadido Portugal em 1807. Somente depois, no ano de 1827, é que foram inauguradas, por Dom Pedro I, as faculdades de Direito de São Paulo e da cidade de Olinda, no estado de Pernambuco.

É por isso que, desde o período colonial, estudar medicina era sinônimo de orgulho. O sonho de qualquer pai era ver seu filho se tornar médico. Afinal, ele seria respeitado pela sociedade e ainda teria condições de receber uma boa quantia pelos serviços que seriam prestados. Contudo, pela minha experiência, posso afirmar com segurança que essa realidade, pelo menos em relação à remuneração, tem mudado. Mesmo assim, muitas pessoas ainda acreditam que essa é uma carreira extremamente rentável, capaz de proporcionar luxos, como casas enormes, carros importados, viagens internacionais e outros.

É a possibilidade de conquistar tudo isso que faz os olhos de uma parte considerável dos graduandos de hoje brilhar. Mas será que passar seis anos cursando uma faculdade e mais dois realizando uma residência médica são suficientes para se ter acesso a todos esses bens? Pode parecer clichê, entretanto, para mim, a resposta é muito clara: só isso definitivamente não basta. Para ver seu trabalho dar frutos de verdade, além de um diploma, é indispensável também possuir algo chamado vocação. E quando digo isso, não estou me referindo a um dom natural que um indivíduo tem, e sim a amar e enxergar propósito no que se faz.

Para conseguir ter um bom retorno financeiro, é preciso antes obter reconhecimento profissional. Medicina não te dará dinheiro instantaneamente. Aliás, nenhuma profissão ou carreira acontece do dia para a noite. Pelo menos, não aquelas para as quais as pessoas precisam aprender, aperfeiçoar, evoluir. Você terá que se dedicar. E é aí que tudo se complica.

Diante de tudo o que eu te contei até agora, você acredita que o caminho da medicina é fácil? Além de todos os pontos levantados nos capítulos anteriores, ainda precisamos fazer plantões, mesmo após ter trabalhado horas a fio no consultório. Sem falar das estruturas precárias que encontramos por aí e da necessidade constante de atualização, pois novas pesquisas surgem o tempo inteiro, modificando procedimentos, exames e tratamentos.

Ser médico exige trabalho duro e quem não possui a motivação correta pode acabar sofrendo bastante e não atingir o sucesso que imaginou ou terminar desanimando e desistindo de tudo. Se para você o que importa é o que você vai lucrar com isso, será muito mais difícil encontrar determinação e resiliência para passar por cima de todas essas adversidades e seguir em frente. É óbvio que todos nós precisamos nos sustentar. Vivemos em um sistema em que boa parte dos itens básicos para a nossa sobrevivência necessitam ser adquiridos por meio do capital. Sendo assim, nenhum de nós pode se dar ao luxo de trabalhar de graça ou a valores excessivamente baixos.

Não estou dizendo que um profissional dessa área deve atuar só por amor e não se preocupar com o lado financeiro. Dinheiro também é importante. Quem diz o contrário provavelmente está mentindo. Tenho certeza que qualquer pessoa gostaria de ter uma vida confortável, sem precisar se preocupar com os boletos que irão vencer no final do mês. No entanto, temos que ter em mente que a medicina é um segmento muito diferente dos outros. Lidamos com vidas e, por isso mesmo, não podemos atuar de qualquer maneira. Não dá para pensar apenas nos fins e não ligar para os meios. Tudo o que você faz impacta o outro. Ser médico exige responsabilidade e consciência.

Em diferentes ofícios, erros são consertados com pedidos de desculpas, retratação, quebra de contratos. No caso de um médico, dependendo da omissão/ação, você simplesmente pode matar uma pessoa. Embora seja pesado pensar dessa forma, é a verdade que precisa ser dita.

Ser médico requer uma boa dose de responsabilidade e amor pela profissão. Só assim você será capaz de ter sensibilidade para olhar nos olhos dos seus pacientes, ter respeito ao tocá-los, atenção ao escutar as suas queixas e não os transformar em um mero número de ficha, apartamento ou carteirinha de plano de saúde, muito menos em uma doença.

Cada um deles tem um rosto, um corpo, uma história e um nome diferente que precisam ser notados por você. Nosso objetivo maior tem que ser cuidar, confortar e fazer de tudo para curar ou, no mínimo, assegurar uma sobrevida digna para esses indivíduos. No final, é esse propósito que importa e que promove o êxito e retorno financeiro que todos nós necessitamos alcançar, como te mostrarei a seguir.

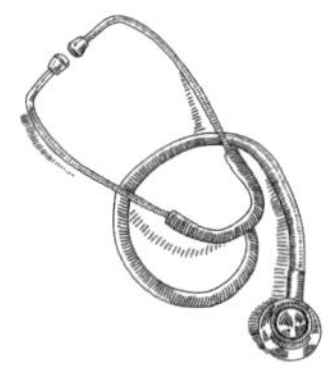

CAPÍTULO 8

GENTE FELIZ DÁ LUCRO

Uma frase que sempre digo para os meus alunos ou quem me procura para conversar sobre carreira é: “gente feliz dá lucro”. O que quero dizer com isso? Que a pessoa que escolhe uma profissão que gosta de desempenhar ou aprende a gostar durante o curso – afinal, nem sempre temos certeza das nossas escolhas quando somos jovens e temos que prestar vestibular –, normalmente, é a que tem mais chances de se desenvolver, crescer e ganhar dinheiro com o seu trabalho. Isso vale para todas as áreas sem exceção, mas serve, principalmente, para a medicina, devido a todas as particularidades dessa profissão, que acabei de explicar no capítulo anterior.

Entenda que não estou afirmando aqui que você precisa gostar do que faz 100% do tempo. Todos nós temos dias em que não acordamos bem, não estamos dispostos e passamos por contratempos que nos estressam e nos desanimam. Ninguém é extremamente produtivo todos os dias. Às vezes, tudo o que você quer é terminar de cumprir com suas obrigações e ir embora para o conforto do seu lar, descansar e ficar com a sua família. Também somos seres humanos, e qualquer ser humano passa por isso um dia ou outro. Gostar do seu trabalho envolve também saber lidar com o cansaço e as frustrações que ele traz. Um dia você não está tão bem, porém, no outro já levanta disposto de novo a dar o seu melhor.

O problema é quando você está sempre reclamando e não consegue ver nada de bom em sua atividade profissional. Meses, ou até anos, se passam e toda vez que o despertador toca, você não tem a menor vontade de sair da cama para ir trabalhar. Tudo o que ocorre na clínica ou no hospital te deixa irritado a ponto de querer descontar em quem estiver por perto. Sempre que alguém toca no assunto trabalho, você já tem uma lista enorme de queixas engatilhada pronta para disparar. Se isso acontece com você, fique atento. Talvez seja hora de repensar a sua rota, pois existe uma chance muito maior de você entrar para as estatísticas de doenças psíquicas resultantes do trabalho do que se dar bem e conquistar sucesso.

Dificilmente alguém que faz algo por obrigação durante um longo período, especialmente algo tão complexo e tenso como a medicina, consegue executar bem as suas funções. Com o passar do tempo, você vai acabar ficando desatento, vai começar a cometer erros, se exaltar e prejudicar suas relações com seus colegas e pacientes, o que afetará diretamente como as pessoas enxergam o seu trabalho. Se você tinha uma imagem positiva, pode começar a vê-la se desfazer diante dos seus olhos. Quem já está no mercado sabe o quanto a reputação é essencial para se ter reconhecimento. Pacientes não querem se consultar com médicos que já possuem fama de apressados, omissos ou rudes, por exemplo, como vimos na pesquisa do Doctoralia.

Agora, quem realmente tem prazer em cuidar da saúde do outro pode estar a um passo do êxito. Por quê? Porque esse tipo de indivíduo entende o processo, que irá precisar se dedicar para se tornar um profissional admirado e que gera valor, e aqui não estou falando sobre dinheiro. Pessoas que tomam as decisões pelos motivos certos, geralmente, reconhecem que precisam melhorar, se empenham para isso. Mesmo cansados, o trabalho não se torna um problema, um sacrifício enorme.

É claro que a rotina pode ser cansativa, afinal, estudar e trabalhar com empenho cansa qualquer pessoa, tanto fisicamente quanto mentalmente. Porém, passar por cima disso requer entender e internalizar o seu propósito maior. Quem faz isso com clareza tende a ser mais cauteloso em suas ações, tenta fazer tudo bem-feito e acaba tendo mais resistência e vontade de vencer os desafios que lhes são impostos. Em outras palavras, tem muito mais disposição dentro de si para vencer.

Um exemplo fora da nossa área, mas que ilustra muito bem essa situação, é o da *top model* brasileira Gisele Bündchen. Por vários anos consecutivos, ela foi a modelo mais bem paga do mundo, conforme a lista divulgada pela revista estadunidense Forbes. Seus ganhos anuais chegaram a superar os US$ 40 milhões[1], e sua fortuna atual é estimada em mais de US$ 400 milhões[2]. Todavia, quando ela começou, aos 14 anos, recebeu diversos nãos de marcas que, conforme suas próprias palavras, a consideravam fora do padrão de beleza. "Lembro que me diziam que meu nariz era muito grande ou que meus olhos eram muito pequenos, que eu nunca poderia aparecer na capa de uma revista", revelou Gisele em entrevista para a People[3], outra publicação dos Estados Unidos.

O que mudou de lá para cá? Ela se tornou mais bonita? Ela pode ser considerada a mulher mais bonita do mundo atualmente? Ela mesma disse uma vez em um programa da TV estadunidense CBS que não, ela não alcançou o posto de maior modelo do mundo por sua aparência. Sua resposta foi: "acho que por minha personalidade. Sim. Eu penso que por eu nunca ter reclamado. Se eles disserem: 'Gisele, vai lá, está abaixo de 0º, em uma roupa de banho e comece a pular'. Para mim, é isso o que eu faço. Gisele, está a 100 °F no Vale da Morte. Vá fotografar'. Porque eu quero fazer o meu melhor. Se eu escolho dizer sim para algo e alguém está colocando sua confiança em mim, eu não quero desapontar ninguém. Eu não sou esse tipo de pessoa. Eu sou uma pessoa que luta para ser o melhor que puder".[4]

Para conseguir agir dessa maneira, provavelmente é porque ela aprendeu a gostar do que faz e, de alguma maneira, retira alguma alegria dos atos de posar para uma campanha ou desfilar na passarela. Este é o ponto, leitor: a partir do momento que sua escolha é consciente e genuína, o dinheiro passa a ser consequência e não sua principal motivação. Você será estimulado por projetos que terá oportunidade de participar, por pessoas que irão te ensinar algo novo e irão se empenhar para fazer o seu melhor em todas as ocasiões.

Voltando para a medicina, darei agora o meu próprio exemplo. Lembra quando narrei a minha trajetória lá no capítulo 1? Na maior parte dos últimos 20 anos da minha vida, me dediquei a diversas atividades ao mesmo tempo, como estudante, médico, empreendedor ou professor. Meu intuito sempre foi, primeiro, aprender a minha profissão com excelência e conseguir me sustentar, para depois ter condições de dar acesso à saúde para quem precisa.

Algumas dessas atividades eu poderia ter abandonado com o tempo, entretanto, eu continuei, porque sabia que seriam importantes para a minha carreira e, simplesmente, me faziam feliz. Uma delas é o atendimento em São José de Almeida, distrito de Jaboticatubas, onde atuei pelo SUS durante cinco anos como médico concursado. Ali foi um lugar em que pude realmente fazer a diferença na vida daquelas pessoas. Me recordo até hoje do nosso caderno de agendamento de cirurgias ambulatoriais, que era preenchido à mão por mim e minha equipe. A estrutura era pouca, porém fazíamos tudo com muito carinho. Como disse, trabalhamos tanto que chegamos a zerar a fila de cirurgias local.

Depois que fui exonerado, continuei a visitar a região periodicamente. Na verdade, faço isso já há 10 anos. De tempos em tempos, realizo uma ação de saúde masculina para a população desse distrito. Primeiro, faço uma pequena palestra sobre câncer de próstata, colorretal, pulmão, estômago e boca, por exemplo, que são mais recorrentes em homens, e, em seguida, atendo cada um individualmente. Em média, converso com 50 a 70 indivíduos por ação. Claro que só pude manter essa iniciativa, porque tenho outras fontes de renda. No entanto, a gratidão desse público, lá no início, que foi uma das coisas que me deu condições de ser quem eu sou hoje em dia.

Quando me empenhava para colocar a agenda de cirurgias ambulatoriais em dia, essas pessoas se tornaram gratas pelo trabalho que estava fazendo, o que só aumentava o meu reconhecimento no meio. Mesmo não recebendo um centavo atualmente para continuar a cuidar da saúde delas, eu sou pago de outra forma. Minha retribuição é o carinho que muitas vezes é expresso por meio de presentes, como galinhas, sacos de pequi e pentes de ovos. São coisas simples, mas que enchem meu coração de alegria. Você conseguiu entender agora? O amor pelo que faço me dá energia para correr atrás do que desejo e trabalhar, mesmo nos momentos mais difíceis, e o lucro vem como uma consequência.

---

1. Dado retirado de: https://br.fashionnetwork.com/news/Gisele-bundchen-e-a-modelo-mais-bem-paga-pelo-8-ano-consecutivo,424275.html
2. Dado retirado de: https://exame.com/pop/quem-e-mais-rico-tom-brady-ou-gisele-bundchen/
3. Fala retirada de: https://brasil.elpais.com/brasil/2016/04/28/estilo/1461836495_459189.html
4. Fala retirada de: https://www.estadao.com.br/emais/moda-e-beleza/tenho-sucesso-porque-nunca-reclamei-diz-gisele-bundchen-a-apresentador-de-tv-americana/

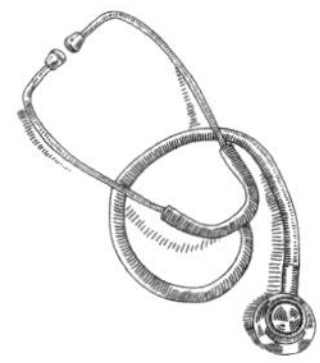

CAPÍTULO 9

MEDICINA NÃO É SINÔNIMO DE SUCESSO

Se você fez medicina pensando nos altos salários que poderia obter, tenho uma péssima notícia para você. Ser bem-sucedido nesta área já não é mais tão fácil quanto antigamente. Para te mostrar isso, vou recorrer novamente à *Demografia Médica no Brasil 2023*[1]. O levantamento feito pela Associação Médica Brasileira e pela Faculdade de Medicina da USP, revelou que até janeiro de 2023 nosso país possuía exatamente 562.229 médicos inscritos nos 27 Conselhos Regionais de Medicina (CRMs) espalhados pelo território nacional, o que corresponde a uma taxa de 2,6 profissionais por 1.000 habitantes.

Porém, se verificarmos o total de registros médicos nesta mesma data, o valor encontrado será um pouco maior: 618.593. Essa diferença se dá, pois existem médicos que têm inscrições em mais de um CRM, geralmente, por prestarem serviço em cidades de diferentes estados. A observação desse dado isolado pode não dizer muita coisa para nós, mas quando o comparamos com os números de 23 anos atrás, notamos que a quantidade de profissionais com esse título cresceu consideravelmente. No ano 2000, o Brasil contava apenas com 239.110 médicos, ou seja, o montante de médicos mais do que dobrou de lá para cá.

Diante de tais informações, podemos deduzir que a procura por cursos deste segmento aumentou no país nas últimas duas décadas. Um dos motivos para isso foi a expansão das escolas de medicina por aqui. Em 2022, havia no território nacional 389 instituições médicas de ensino funcionando, que juntas ofertavam ao todo 41.805 vagas de graduação. Desse total, 23.287 foram abertas de 2013 em diante, um valor quase quatro vezes maior do que o registrado entre os anos de 2003 e 2012, quando surgiram 5.990 novas vagas. Para você ter uma ideia, de 2010 a 2020, o número de alunos cursando o primeiro período da faculdade de medicina passou de 16.818 para 40.881, isso representa um crescimento de 143% no período.

Já sabemos que a concorrência está maior, mas onde ela está mais acirrada? Segundo os dados da Demografia Médica no Brasil 2023, os estados com maior densidade de profissionais são o Distrito Federal, com 5,53 médicos por 1.000 habitantes, Rio de Janeiro com 3,77, São Paulo com 3,50 e Santa Catarina com 3,05. Em contrapartida, as menores densidades são registradas no Pará (1,18), Maranhão (1,22) e Amazonas (1,36). O documento ainda mostra que essas pessoas estão atuando em sua maioria nas capitais, que, somadas, concentram 312.246 médicos, o que dá uma média de 6,13 profissionais por 1.000 habitantes, enquanto no interior do país ela é de 1,84.

Dentre as especialidades mais disputadas estão a de Clínica Médica que conta com 56.979 profissionais registrados, Pediatria (48.654), Cirurgia Geral (41.547), Ginecologia e Obstetrícia (37.327), Anestesiologia (29.358), Ortopedia e Traumatologia (20.972), Medicina do Trabalho (20.804) e Cardiologia (20.324). Juntas, essas oito especialidades contabilizam 55,6% do total de títulos de especialização emitidos no Brasil. Em seguida, vem a Oftalmologia, Radiologia e Diagnóstico por Imagem, Psiquiatria, Dermatologia e Medicina de Família e Comunidade, que reúne 14,4% de todos os especialistas do país. Deste modo, 13 das 55 especialidades reconhecidas por aqui somam sozinhas 70% dos registros.

O problema é que as projeções para o futuro não são muito animadoras em relação à concorrência. Pela primeira vez, a Associação Médica Brasileira e a Faculdade de Medicina da USP realizaram uma previsão da quantidade de médicos em atividade no Brasil nos próximos anos. Considerando tanto um cenário de congelamento da abertura de cursos e de vagas de graduação em Medicina, entre os anos de 2023 e 2029, ou a manutenção dos efeitos da legislação vigente, que regula a abertura desses cursos e vagas garantindo a sua não interrupção, a perspectiva é de que tenhamos de 1.016.121 a 1.032.753

médicos no país em 2035. Nos dois casos, a densidade seria superior a 4,4 profissionais por 1.000 habitantes.

Em relação aos honorários dos médicos, a pesquisa revela valores registrados por três bases de dados nacionais diferentes, os dois primeiros referentes ao ano de 2023 e o último a 2020. Conforme o PNAD Contínua (Pesquisa Nacional por Amostra de Domicílios Contínua), o ganho habitual mensal em todos os trabalhos desta categoria é de R$ 16.438,00. Já no RAIS (Relação Anual de Informações Sociais) consta um vencimento médio por mês dos vínculos formais de trabalho de R$ 10.219,00. Por último, temos as informações do IRPF (Imposto sobre a Renda das Pessoas Físicas), que apontam um rendimento mensal médio de todas as fontes declaradas no IRPF de R$ 32.677,00.

No entanto, eu mesmo conheço profissionais que tiram muito menos do que isso. Um médico residente, por exemplo, costuma tirar entre R$ 3 mil e R$ 4 mil, segundo os sites de busca de vagas, como Glassdoor e VAGAS.com[2]. Em uma nação como o Brasil, em que o salário mínimo está fixado em R$ 1.412,00 (valor referente a 2024), cifras como as citadas anteriormente podem encher os olhos da população, porém, para se chegar a elas, muitas vezes é necessário trabalhar em mais de um lugar e fazer diversos plantões. Além disso, elas não são conquistadas do dia para a noite. Sendo assim, não ache que você se formará e ficará rico, a jornada rumo ao sucesso é muito mais penosa do que você imagina.

Se você escolheu a medicina pelos motivos errados, reconhecer isso e fazer novas escolhas de vida é o melhor caminho. Não tem problema algum mudar, recomeçar, aprender coisas novas e se abrir para oportunidades antes inimagináveis. Independentemente do motivo inicial, pouca idade, influência familiar, até mesmo ambição, o que você não pode fazer é permanecer e insistir no erro. Ao fazê-lo, estará condenando a sua existência a uma vida de frustração e a vida de outras pessoas ao perigo iminente.

1. Dados retirados de: https://amb.org.br/noticias/lancada-a-demografia-medica-no-brasil-2023/

2. Dados retirados de: https://www.glassdoor.com.br/Sal%C3%A1rios/medico-residente-sal%C3%A1rio-SRCH_KO0,16.htme https://www.vagas.com.br/cargo/medico-residente

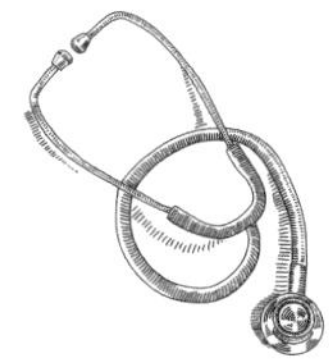

CAPÍTULO 10

FOCO NO QUE IMPORTA

Se, após todas as informações que passei na segunda parte deste livro, você ainda se sentir motivado a encarar todas as dificuldades impostas aos profissionais da nossa área, tenho uma boa notícia: com certeza você está no caminho certo! Meu objetivo ao registrar aqui meus alertas obviamente não são para desanimar ninguém a seguir com os seus planos, mas sim mostrar que, se sua vocação e sonhos são genuínos, a realização pessoal é imensa, proporcional aos desafios.

Dito isso, o que fazer, então, para ter sucesso profissional dentro da medicina? Bem, não existe uma receita certa, com um passo a passo detalhado como as que prescrevemos aos nossos pacientes, para garantir que você se torne um médico ou empreendedor de destaque. Porém, existem alguns cuidados que podem ser tomados e que, com certeza, vão te auxiliar nesse caminho que já vimos que é tão desafiador.

O primeiro deles é a dedicação aos estudos. Para quem continua na graduação ou especialização, o que eu recomendo é: dê o seu melhor, e de preferência, agora. Não deixe nada para depois. Se você está assistindo a uma aula, preste atenção no que está sendo dito pelo professor naquele instante. Tem um material para ler? Não enrole, pegue e leia assim que puder. O mesmo com os trabalhos, apenas faça, e faça bem-feito. O curso de Medicina é muito complexo, temos uma quantidade enorme de conteúdos para absorver e práticas para dominar. Sem empenho, dificilmente você conseguirá aprender tudo isso com a excelência necessária para se tornar um bom médico.

Sendo assim, economize o seu tempo e estude hoje, caso contrário, depois você será obrigado a correr atrás do tempo perdido, o que te exigirá muito mais esforço. Sei que às vezes você terá que renunciar a alguns momentos de lazer e recusar alguns convites que não gostaria de recusar, mas te asseguro que valerá a pena. Na verdade, quem se organiza consegue passar por tudo isso de uma maneira muito mais tranquila e saudável. No entanto, não vou mentir para você, alguns sacrifícios serão necessários. Esteja ciente disso e os encare, pois a faculdade é o local certo para tirar dúvidas, errar, corrigir o erro e aprender. Você não terá essa oportunidade em mais nenhum outro lugar. Aproveite.

É importante lembrar aqui que essa não é uma etapa que se encerra com a graduação ou especialização. O profissional desse segmento deve se preocupar em se manter atualizado ao longo de toda a sua trajetória profissional, seja lendo artigos científicos, participando de congressos ou indo além e se matriculando em cursos de pós-graduação (uma nova especialização, mestrado, doutorado ou pós-doutorado). Após a Revolução Técnico-Científica-Informacional, que entrou em vigor na segunda metade do século XX, as mudanças nas mais diversas áreas do conhecimento têm se tornado cada vez mais constantes e velozes.

Todos os dias, novos estudos são desenvolvidos por cientistas que atuam em universidades, institutos de pesquisa e empresas públicas e privadas, originando descobertas capazes de mudar como entendemos determinadas doenças e lidamos com elas. Todos os dias são divulgados dados sobre vacinas, remédios, equipamentos e técnicas inovadoras. Muitas vezes são revelados também detalhes sobre o funcionamento de microrganismos e do corpo humano, uma vez que ainda não temos total domínio nem sobre nossas próprias estruturas. Estar por dentro desses detalhes é mais do que essencial por diversos motivos, entre eles:

- **Oferecer um melhor tratamento para os seus pacientes:** a vantagem mais óbvia, e também a mais relevante, de acompanhar as transformações que ocorrem na nossa área é a possibilidade de proporcionar uma melhor assistência a quem precisa. Há vários diagnósticos que antes eram quase uma sentença de morte e que, devido a alguma descoberta, ganharam armas para serem combatidos ao longo da história. A descoberta da penicilina pelo biólogo, botânico, médico e farmacologista britânico Alexander Fleming, por exemplo, no ano de 1928, salvou diversas vidas, especialmente, de soldados feridos durante a Segunda Guerra Mundial e pessoas com enfermidades bacterianas, como sífilis, meningite, endocardites, etc.

- **Ampliação da gama de procedimentos:** da mesma forma, os procedimentos têm sido bastante alterados por pesquisas e inovações tecnológicas nos últimos anos. Atualmente, contamos com recursos nunca imaginados, como as cirurgias videolaparoscópicas e robóticas. Ter conhecimento suficiente para indicá-los ou mesmo realizá-los pode aumentar as chances de sucesso do tratamento do seu paciente;

- **Possibilidade de atuação em outra área médica:** do ponto de vista pessoal, quando você procura por outra especialização, por exemplo, você ganha condições de ampliar a sua atuação dentro da sua própria especialidade ou outra diferente. Veja o meu caso. Eu comecei como cirurgião, depois fui para a gastroenterologia e, com o intuito de efetuar exames nas pessoas que me procuram e aumentar ainda mais o meu campo de trabalho, cursei Hiperbárica e Endoscopia Digestiva.

- **Tornar-se autoridade em um assunto:** quanto mais você estuda, mais *expertise* você terá naquele tema. Ser visto como uma sumidade em uma determinada especialidade ou técnica, tanto pelos pacientes quanto por seus pares, é algo que traz respeito, admiração e, consequentemente, retorno financeiro, pois todos saberão da sua competência e confiarão no seu trabalho.

Conforme contei no capítulo de abertura desta obra, ao longo de toda a minha trajetória, eu nunca deixei de estudar. Por mais complicado que fosse conciliar minhas atividades profissionais com os estudos, sabia que conhecimento não era algo que eu poderia deixar de lado caso quisesse ser um bom médico para os meus pacientes e prosperar. Por isso, ainda continuo a me atualizar até agora. Mais recentemente, em 2020, ingressei no mestrado em Medicina da Universidade Federal de Minas Gerais (UFMG).

Como sempre tive o desejo de empreender, busquei também instrução na área de Administração para me preparar para essa empreitada. Tinha consciência de que meu conhecimento em anatomia, biologia celular e molecular, fisiologia, histologia, imunologia, patologia e outras disciplinas que tanto nos ajudam no trabalho de cuidar da saúde e bem-estar dos indivíduos não seria o bastante. Para ter um negócio rentável e sustentável, eu obrigatoriamente teria que entender também sobre contabilidade, finanças, marketing, gestão de pessoas, estratégia, tomada de decisões, temas que não temos nenhum acesso no curso de Medicina.

Foi essa atitude que me permitiu abrir e manter companhias como a Clínica Total Saúde e o Gastrocentro, assumir diversos cargos de diretoria nas organizações pelas quais passei e obter *know-how* suficiente para redigir este livro. Meu primeiro empreendimento só se concretizou, justamente, porque aprendi a gerir o meu dinheiro ainda no início da minha carreira. Entendi a importância disso após observar durante anos as escolhas de investimento financeiro do meu pai, o que acabou colocando-o em dificuldade algumas vezes. Inclusive, a Total Saúde foi concebida não só para me manter durante as minhas duas residências, como também para servir de suporte financeiro à minha família.

Nesse sentido, sempre tive vontade de percorrer um caminho um pouco diferente do que foi percorrido pelo meu pai. Portanto, toda a receita que eu obtinha com o meu trabalho, eu guardava uma parte visando empreender no futuro. Também planejei quais receitas eu gostaria de obter que não dependessem exclusivamente da minha força de trabalho.

Perceba que é um fato que, no geral, as pessoas tendem a focar em seus ofícios de origem, priorizar o que gostam de fazer em detrimento de outras obrigações. Sinceramente, a não ser os contadores que escolheram essa profissão, quem gosta de dedicar tempo para entender as regras, reunir documentos, pagar guias ou organizar a contabilidade da empresa, ou a sua própria? Para quem nunca se importou com redes sociais, por exemplo, é um conflito interno muito grande pensar em marketing ou pensar em geração de conteúdo como parte da rotina. Assim por diante.

É natural, porém é também necessário desenvolver uma visão macro para que tudo funcione como deveria. Se você não sabe nem o que cobrar da sua equipe, por exemplo, como se tornar um gestor, um líder? No meu caso, comecei a ler muito, realizei vários cursos curtos e fiz contatos importantes. Ao longo desse período, tive vários mentores que me auxiliaram nesse processo, como o dono da faculdade em que me formei, Dr. Ricardo Guimarães. Foi ele quem me deu o meu primeiro cargo de diretor. Me tornei o primeiro ex-aluno daquela instituição a assumir a diretoria técnica da Clínica Escola.

Quando fui para Juiz de Fora cursar a minha especialização em Endoscopia, tive a oportunidade de conhecer a família Bertz, proprietária da especialização junto à Faculdade Suprema. À medida que nos aproximamos, eles passaram a me dar demandas e me testar. Eu, claro, aproveitei cada chance. Nunca neguei um desafio, toda vez que podia, batia na porta das pessoas, pedia licença e servia antes mesmo de querer ter qualquer coisa em troca. Era dessa forma que eu aprendia e crescia. No Hospital Santa Helena, por exemplo, eu assumi todo o setor de cirurgia e trabalhei arduamente para colocá-lo em dia. Por estar sempre disponível, fazer boas entregas e conseguir resolver este, que era um problema crônico da empresa, eu acabei ganhando a confiança e respeito de todos.

Quando iniciei o projeto da Gastrocentro, já estava preparado para lidar com os mais diferentes problemas que uma empresa pode ter. Além disso, contava com uma estrutura bem maior, o que me deu condições para trazer um administrador que pudesse me apoiar na gestão desse negócio. Assim, a clínica deslanchou rapidamente. Chegamos a contar com 11 unidades, 50 endoscopistas, mais de 100 funcionários e ficamos entre as 10 companhias de gastroenterologia do país em volume de exames, quase 5 mil por mês.

Em todos esses casos que contei aqui, o dinheiro era um objetivo secundário, uma consequência de um trabalho bem feito, mas nunca era colocado em primeiro lugar. Ele deveria ser uma espécie de recompensa, reconhecimento do trabalho de toda a equipe, do administrativo ao atendimento médico.

E quem olha para tudo o que fiz ao longo da minha trajetória e continuo fazendo até hoje, muitas vezes se assusta com a quantidade de atividades que mantenho ao mesmo tempo. Várias pessoas me perguntam: "Como você consegue?". E a minha resposta é mais simples do que você imagina: basicamente, eu procuro me cercar de pessoas competentes para me auxiliar em tudo o que eu preciso. Sim, eu conto com a ajuda de diversos outros profissionais, pois sozinho jamais daria conta. Para que elas estejam sempre ao meu lado e dispostas a realizar um bom trabalho, eu faço o que qualquer empreendedor deveria fazer: valorizo cada colaborador, tratando-os muito bem e pagando um valor justo. Não existe melhor forma de engajar alguém do que inspirando no dia a dia e valorizando como indivíduo que se dedica e faz parte do propósito maior da empresa.

Para você ter uma ideia, atualmente eu mantenho um escritório com 12 funcionários para cuidar dos detalhes de gestão dos meus empreendimentos. Também conto com uma secretária que se responsabiliza por organizar toda a minha agenda. É devido ao trabalho dela que consigo dar aulas, comparecer a reuniões, atender pacientes, viajar para congressos, estudar e ainda ter um tempo para descansar com a minha família. Só consigo chegar pontualmente em cada um desses compromissos, porque tenho à minha disposição um motorista. Só de não ter que me preocupar com encontrar vaga para estacionar o carro e poder usar o percurso para resolver as coisas, por exemplo, já poupo um tempo precioso para mim e meus empreendimentos.

Além desses profissionais, conto com farmacêuticos, enfermeiros, fisioterapeutas, pessoal de gestão de qualidade e outros. Mantenho um verdadeiro time ao meu redor. Quando você cresce, é necessário aprender a delegar atividades e dividir o que você ganha. Acredito que um dos meus grandes diferenciais foi não querer ficar com tudo para mim (tem pessoas que têm uma dificuldade tremenda em renunciar a algumas funções ou confiar no trabalho de quem contratou).

Ao contar com uma equipe eficiente e bem gerida, diferente do que alguns podem imaginar, não se trata de um custo, mas sim de um investimento que certamente irá lhe render resultados muito maiores a médio e longo prazo. Humanamente, é impossível fazer tudo sozinho. E quando alguém tenta fazer isso, é geralmente o momento em que os erros começam a acontecer. Imagina fazer o atendimento, realizar a consulta, fazer a gestão de documentos, pagamentos, enfim, qual a chance disso dar certo?

São as pessoas que estão comigo que me dão a possibilidade de potencializar os meus resultados. Eu sou a liderança de cada unidade de negócio que toco. Quem pensa em tudo ali dentro sou eu, mas necessito de toda uma operação por trás para que eu possa ter tranquilidade para trabalhar, delegar e colocar minhas ideias em prática.

Esse tipo de suporte é fundamental também dentro de casa. Se não fosse a compreensão da minha esposa e dos meus filhos, dificilmente meus planos dariam certo. Tudo isso foi uma construção que começou logo na largada. Quando eu era um cirurgião geral, com apenas 25 anos, e estava com o consultório cheio, eu já tinha uma enfermeira que cuidava dos meus pacientes de convênio e do SUS, ligando para todos no outro dia do procedimento para perguntar como estavam, porque eu não conseguia operar e cuidar dessas sutilezas, que para mim são tão importantes. Com o tempo, fui crescendo e trazendo mais indivíduos para a equipe, sem me esquecer, claro, de olhar para os meus custos.

Contudo, antes de adotar qualquer uma dessas medidas, te aconselho primeiro a refletir sobre o que você realmente quer. Saber que eu gostaria de empreender em algum momento, facilitou muito a minha jornada, porque eu pude planejá-la de acordo com meus objetivos. Antes de continuar, você deve fazer o mesmo.

A ideia de montar um negócio pode ser tentadora, mas não é fácil. Já vi muitos médicos montarem empresas e terem seus CNPJs mortos em questão de pouquíssimo tempo. É preciso conhecer a vida de empresário e ter perfil para isso. Minha esposa, por exemplo, é dermatologista, nunca se interessou por gestão e não tem vontade de saber. Ela só quer atender seus pacientes e pronto. E isso não é um problema, compreende?

Ter essa clareza é fundamental. Como ela não gosta de lidar com os bastidores de uma companhia, não tem necessidade dela se aventurar em empreender e acabar perdendo dinheiro ou se arrependendo por seguir por um caminho que não era seu. Temos que fazer o que nos motiva, é isso que vai nos proporcionar bons resultados. Se ser um excelente profissional é a sua escolha, perfeito, dedique-se a ela.

Só deve empreender quem tem paciência para investir agora e colher os frutos a médio e longo prazo. E aqui me refiro a dinheiro, mas também tempo, dedicação. Além disso, empreender exige resiliência e flexibilidade para lidar com todo tipo de problema que surge com médicos, funcionários e pacientes. Tem que se sentir estimulado para trabalhar e passar por cima de adversidades até alcançar o que sempre sonhou, caso contrário, é melhor ser um parceiro que entra na organização apenas para prestar serviço e receber seu dinheiro no final do mês.

Assim como a decisão de se tornar um médico precisa ser única e exclusivamente sua, a de empreender no segmento de saúde também precisa ser.

CASE 11

Quando defendo que uma pessoa faça Medicina por vocação e procure desenvolver as habilidades corretas para ter uma atuação profissional exemplar, não é por mera ideologia. Alguns acreditam que essa é uma postura de alguém que romantiza demais a realidade, mas te asseguro que não é bem assim. As consequências de se ingressar em uma profissão como essa, visando somente o lucro, podem ser desastrosas.

Existem médicos inescrupulosos que chegam a ultrapassar todos os limites éticos estabelecidos com o único intuito de engordar as suas contas bancárias e viver vidas de luxo, chegando a prejudicar centenas ou até mesmo milhares de indivíduos.

Um caso que repercutiu na imprensa e ficou bastante famoso foi o de um grupo de médicos do Rio de Janeiro investigado por falsificar recibos, pedidos de consultas e de exames para, em seguida, exigir o reembolso do pagamento. No total, essa ação criminosa rendeu um prejuízo de mais de R$ 2 milhões às três maiores operadoras de planos de saúde do país. Porém, as empresas não foram as únicas prejudicadas por esse esquema. Segundo a Polícia Civil, para obter tantos documentos de solicitação de restituição de valores, os suspeitos enganavam também outros médicos e prestadores de serviço da área da medicina.

Os investigadores descobriram que, ao contratar profissionais para trabalharem em sua clínica, a líder do grupo se aproveitava do acesso aos dados destes para falsificar suas assinaturas, carimbos e outros itens sem que eles percebessem. Após descobrir o golpe que sofreu, uma das vítimas contou em uma entrevista para a Rede Globo e ao portal G1 que chegou a encontrar quase 50 recibos em seu nome. Nenhum deles tinha sido emitido por ela, e pior, alguns continham até registros de outras especialidades médicas que nunca tinham sido cursadas por essa médica.

O golpe que se iniciou durante a pandemia de Covid-19 funcionou por dois anos e só foi desmascarado porque as operadoras desconfiaram do grande volume de pedidos de reembolso que estavam recebendo dessa mesma clínica. Devido ao avanço das investigações, todos os três envolvidos confessaram o crime e fizeram um acordo para restituir a quantia fraudada às companhias. A quadrilha também foi denunciada ao Conselho Regional de Medicina do Estado do Rio de Janeiro (Cremerj), que abriu sindicância sobre o caso e segue com procedimento em sigilo, conforme o código de processo ético-profissional.

No entanto, não são só nossos colegas de profissão que podem acabar sendo lesados por tais práticas, muitos pacientes também sofrem com médicos gananciosos e desonestos. Recentemente, a imprensa divulgou um caso surreal. Uma profissional do Paraná foi acusada de emitir laudos falsos de câncer para lucrar com o tratamento. Conforme depoimento de algumas vítimas, na primeira consulta, a médica já afirmava que uma mancha ou pinta na pele da pessoa poderia ser cancerígena. Para confirmar, ela colhia o material e, no segundo encontro, mostrava a esse indivíduo um resultado de exame adulterado para convencê-lo do diagnóstico.

Mediante pagamento em dinheiro ou cartão, que deveria ser realizado na hora, a suspeita iniciava um procedimento cirúrgico para tratar a suposta enfermidade. Além de ter um prejuízo de cerca de R$ 13 mil, o paciente enganado ainda saía do consultório com cicatrizes pelo corpo. O esquema só foi desvendado, porque alguns pacientes buscaram a opinião de outros profissionais antes de iniciarem o tratamento e receberam um laudo completamente diferente do emitido por essa profissional. Outros também procuraram o laboratório que teria analisado as amostras e foram informados de que poderiam ter sido vítimas de um golpe.

Após a denúncia, o Instituto de Criminalística do Paraná realizou uma perícia dos resultados de exames usados por essa profissional e confirmou que eles passaram por adulterações. O delegado responsável pelo caso relatou ao G1 que a médica usava partes de laudos verdadeiros emitidos por esse laboratório para sobrepor aos dos pacientes saudáveis. Em seguida, ela retirava um xerox da folha com o diagnóstico falso para ele parecer real. Pelo menos, 31 vítimas registraram queixa contra a suspeita. Atualmente, ela enfrenta um processo criminal na justiça comum e de desvio ético no Conselho Regional de Medicina do Paraná (CRM-PR), que identificou ainda que a médica em questão não possui especialização em dermatologia.

Esses são só alguns dos inúmeros casos que vemos acontecer diariamente por aí. Tanto no Brasil quanto no mundo, existem pessoas dispostas a tudo por dinheiro. Histórias como essas se tornam ainda mais preocupantes quando, além de lesar o bolso dos indivíduos, também afetam a saúde, o emocional e o bem-estar de suas vítimas.

Digo e repito quantas vezes forem necessárias: medicina não é algo com que se pode ser negligente. Faltar com seriedade e ética é inadmissível. Portanto, só escolha trabalhar com esse segmento se você estiver disposto a se comprometer de verdade com os princípios morais dessa profissão e a dedicação que ela exige. A vida de um ser humano sempre será mais importante do que o seu conforto.

Se você quiser saber mais sobre os dois casos narrados por mim neste case, basta apontar seu celular para o QR Code abaixo e conferir as matérias publicadas pela Globo/G1 sobre os assuntos:

- Matéria: "Grupo liderado por médica é suspeito de fraudar planos de saúde em mais de R$ 2 milhões":

- Matéria: "Laudos falsos de câncer usados por médica suspeita de fraudar diagnósticos eram feitos em máquina de xerox, diz delegado":

PARTE III

ADMINISTRAÇÃO SOLIDÁRIA

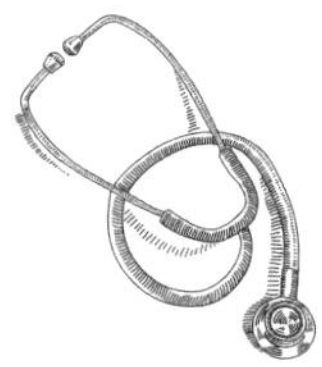

CAPÍTULO 11

DIFERENTE, MAS NEM TANTO

Ao longo das duas primeiras partes desta obra, me dediquei a apresentar algumas das especificidades dos negócios da área da saúde e, principalmente, da atuação dos profissionais de medicina que considero primordiais para o êxito de qualquer empreendedor ou médico que deseja se aventurar no mercado brasileiro. Entretanto, apesar das empresas que se enquadram nesse segmento necessitarem de cuidados especiais em suas conduções, existem elementos comuns a todos os outros tipos de negócios que também precisam ser levados em consideração na hora de montar uma companhia médica, seja ela um consultório ou uma rede hospitalar.

Isso se torna ainda mais relevante se pensarmos que vivemos hoje em um contexto econômico totalmente diferente de alguns anos atrás. O advento das Tecnologias da Informação e Comunicação (TIC), que mencionei anteriormente no capítulo 2, modificaram não só o comportamento do consumidor, mas todo o sistema de funcionamento da economia.

Atualmente, não basta apenas inserir *softwares*, robôs ou outras tecnologias na operação da sua empresa, é preciso, antes de mais nada, entender como a inovação impacta o seu empreendimento para, assim, criar estratégias que podem te ajudar a adaptá-lo a essa nova realidade.

Desde que as TICs surgiram, as mudanças se aceleraram, a competição cresceu e o cliente se tornou cada vez mais ativo. Com isso, as empresas de todos os segmentos tiveram que começar a automatizar os seus processos, personalizar produtos e serviços e, o mais importante de tudo, pensar em como poderiam resolver as dores do consumidor. O foco já não está mais em vender um simples carro, uma viagem ou um prato de comida a um preço que as pessoas estejam dispostas a pagar. Agora, o empresário que deseja crescer e lucrar deve se concentrar em criar as melhores experiências de consumo e, acima de tudo, soluções para as demandas da sociedade.

Vamos fazer um exercício simples. Pegue seu *smartphone* e observe todos os aplicativos instalados nele. Vejamos o Uber, por exemplo. Pense um pouco e responda: por que você usa essa plataforma? Provavelmente, porque você considera muito mais cômodo apertar um botão para chamar um veículo que irá parar na porta da sua casa e te levar no endereço em que precisa ir, do que ligar para um táxi, pegar um metrô ou um ônibus, ou dirigir o seu próprio carro por quilômetros e ainda ter que encontrar uma vaga para estacionar. Em questão de poucos minutos você resolve o seu problema e está livre para gastar o resto do seu tempo como bem entender. Essa mesma lógica vale para o iFood, Airbnb, Amazon, Spotify, Netflix e vários outros, pois todos eles estão lançando mão de tecnologia para facilitar a vida dos seus clientes.

Além de estar ciente das demandas do que ficou conhecido como nova economia, também é essencial que o empresário atual saiba o que se passa em sua área. No caso da saúde, o que temos visto é um mercado em recuperação. Durante a pandemia de Covid-19, o preço dos insumos atingiu patamares extremamente elevados. O custo de uma caixa de luvas cirúrgicas, por exemplo, que qualquer profissional do setor necessita para trabalhar, passou de R$ 6,00 para R$ 170,00 na época. Outros produtos importantes também começaram a faltar, prejudicando a nossa atuação. Na Gastrocentro mesmo, quase ficamos sem Midazolam e Fentanil, medicamentos primordiais para a realização de exames de endoscopia digestiva.

Só não chegamos a ver nosso estoque zerar, porque tive a sorte de ser apresentado a uma pessoa que contava com uma boa provisão desses remédios e se dispôs a fornecê-los à nossa clínica em troca de um serviço de consultoria. Essa pessoa era um padre que havia montado um hospital para atendimento a pacientes de Covid em Caratinga, no interior de Minas Gerais. Porém, sua unidade de saúde não seguiu com essa vocação para atuar na linha de frente do combate à pandemia, obrigando-o a modificar a rota da sua organização. Com o intuito de obter os insumos que não lhes seriam mais úteis, uma vez que esses medicamentos seriam utilizados apenas em procedimentos de entubação, ofereci a esse padre alguns *insights* sobre gestão de negócios médicos. Lembra quando eu mencionei a visão macro? Ela sempre será útil, em diferentes momentos.

Outro fator que contribuiu para que os empreendimentos desse segmento passassem a operar no limite foi a suspensão dos procedimentos eletivos. O intuito dessa medida era preservar os equipamentos de proteção individual e os leitos que ainda existiam nos hospitais e clínicas para evitar o colapso do sistema de saúde em um momento em que ele estava sob grande pressão. O número de pacientes infectados pelo coronavírus não parava de crescer e a falta de tratamentos comprovadamente eficazes obrigava todos a serem prudentes até que conseguissem adaptar seus espaços para retomarem as cirurgias, exames e consultas não considerados de urgência ou programados.

Foi necessário adotar diversas providências, como a realização de triagem telefônica, medição de temperatura corporal na entrada dos estabelecimentos, separação de ambientes para pessoas com e sem sintomas gripais, testagem para casos suspeitos de Covid, dentre outras. No final das contas, as receitas de boa parte das empresas da área começaram a cair – devido à redução dos serviços oferecidos – exatamente no mesmo instante em que suas despesas aumentavam consideravelmente com o emprego dessas medidas, o que desequilibrou bastante seus caixas, principalmente, os dos pequenos negócios.

As operadoras de plano de saúde também sofreram com a pandemia, pois tiveram que lidar com uma demanda reprimida durante a crise sanitária e uma alta procura por procedimentos logo depois que ela foi encerrada. De acordo com dados da Fenasaúde (Federação Nacional de Saúde Suplementar)[1], entre os anos de 2021 e 2022, os custos dessas companhias subiram 11,1%, enquanto suas arrecadações não ultrapassaram 5,6%, o que gerou um prejuízo de R$ 11,5 bilhões para o setor.

Considerando que estamos inseridos em um mercado tão exigente quanto o da nova economia e atuando especificamente em um segmento que tem enfrentado dificuldades como o da saúde, se faz ainda mais necessário empregar em sua empresa as melhores práticas relacionadas à gestão. Afinal, elas podem ajudar a tornar esse terreno um pouco mais estável para o início da sua caminhada.

E a primeira delas consiste exatamente em efetuar uma análise mercadológica, para que você consiga entender de fato onde está pisando e quais possibilidades de atuação existem ali. Isso é essencial para saber se o seu empreendimento tem chances de ser realmente rentável ou se precisará de uma correção de rota.

Nessa etapa, é interessante procurar conhecer a fundo o seu público-alvo, observar suas principais dores e demandas que foram mal atendidas ou que ainda não foram resolvidas e as tendências que estão surgindo. Ao identificar as necessidades dos indivíduos que você deseja alcançar e as lacunas existentes no serviço que pretende oferecer, você será capaz de compreender perfeitamente onde a sua empresa deve se encaixar para conseguir desenvolver soluções de valor. Para isso, você pode realizar pesquisas em entidades representativas, institutos e imprensa ou mesmo usar informações qualificadas obtidas em entrevistas e grupos focais.

A partir daí, você estará pronto para dar o primeiro passo concreto de sua jornada empreendedora, que consiste em criar um plano de negócios. O ideal é que você coloque a sua ideia no papel com a ajuda de um recurso chamado *Business Model Canvas*. Nele, você descreverá todos os pontos essenciais para o futuro do seu negócio. Ao preencher o quadro – como o do modelo abaixo –, com os itens: principais parceiros, atividades, recursos, proposta de valor, relacionamento com o cliente, canais, segmento de clientes, estrutura de custos e fontes de receita; você terá a chance não só de estruturar a sua empresa e estabelecer objetivos para ela, como também refletir sobre o que é preciso fazer para atingir suas metas e reduzir riscos.

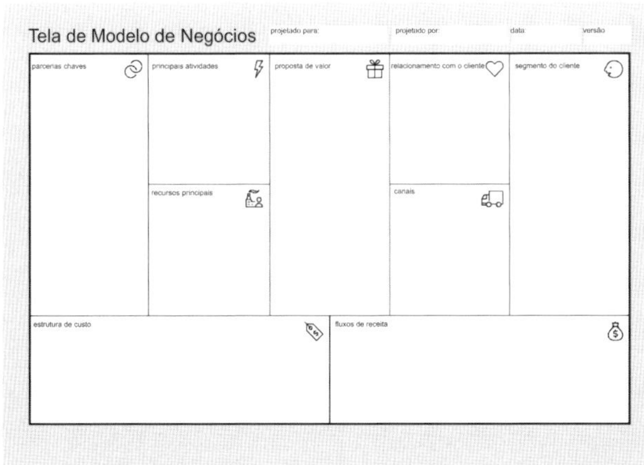

Assim que você começar a sua operação, não se esqueça de investir em CRM. Não, não estou falando daquele CRM da medicina. Essa não é a sigla do nosso conselho, mas sim da expressão em inglês *Customer Relationship Management*, que traduzida para o português significa Gestão de Relacionamento com o Cliente.

Trata-se de uma ferramenta usada pelas companhias para gerenciar e analisar as suas interações com o consumidor. Através das atividades e pontos de contato de atuais e potenciais clientes com o empreendimento, o CRM coleta informações – como dados pessoais, histórico e preferência de compras – para que elas sirvam como base para a elaboração de novas estratégias para a sua empresa.

Com um levantamento sempre atualizado em mãos, quem está à frente da empresa é capaz de antecipar necessidades e desejos do consumidor, otimizar sua rentabilidade, aumentar as vendas e personalizar suas campanhas de marketing. Para facilitar esse trabalho, você pode optar por usar algum dos *softwares* de CRM que existem hoje no mercado como uma forma de automatizar a agilizar esse processo.

Em um cenário em que o digital se faz cada dia mais presente e a experiência do consumidor é uma das preocupações centrais de qualquer negócio, realizar esse tipo de gestão e ainda contar com o auxílio de um sistema para gerenciar suas atividades pode ser determinante. Confira uma lista que preparei com algumas alternativas voltadas para o setor médico e que podem te ajudar a entender melhor como esses sistemas podem ajudar (e muito) no controle e gestão de um negócio.

Softwares de gestão para a área da saúde[16]	
Amigo Tech	A ideia do Amigo Tech é oferecer uma gestão de ponta a ponta tanto para empresas quanto para profissionais autônomos, contando com uma lista de soluções bastante completa, cuidando da agenda até a contabilidade. Alguns serviços executados por seus aplicativos são: recepção/check-in, gestão de filas e docs, telemedicina, prontuário, laudos e prescrição, estoque, convênios, finanças e contabilidade. Saiba mais em:
Clínica Médica Totvs	A Totvs é uma das maiores empresas de tecnologia do Brasil. Para o nosso setor, ela projetou o Clínica Médica Totvs, que atua em cinco frentes: atendimento (agenda), financeiro (fluxo de caixa, contas para pagar e receber), assistencial (prontuário eletrônico), indicadores (KPIs com relatórios e gráficos) e apoio (gerenciamento de exames e receituário inteligente). Acesse:

2

Nuria	Há 10 anos no mercado, a Nuria consiste em um sistema que possui diversos ERPs (Enterprise Resource Planning, em tradução livre, Planejamento de Recursos Empresariais) integrados. Entre as suas funcionalidades estão: agendamento online, confirmação de pagamento, lembretes de agendamento, check-in por QR Code. Conheça:
ProDoctor	Esse *software* tem como principal proposta reunir as informações dos pacientes em um único lugar, porém, não deixa de contemplar a parte de gestão de negócios. Para atender organizações de diferentes portes, ele conta com três pacotes distintos. O mais completo conta com prontuário eletrônico, prescrições, controle de caixa, estoque, controle financeiro, gerenciamento de agenda de filas, salas e equipamentos, dentre outros. Saiba mais:

iClinic	Além de intuitivo e muito fácil de usar, o iClinic pode ser acessado de qualquer lugar, uma vez que faz integração com Windows Phone, Android e iOS. Dentre as funções oferecidas estão: prontuário eletrônico, agenda e a prescrição eletrônica. Acesse:
Clínica nas Nuvens	Esse é um dos sistemas mais famosos e bem aceitos no meio médico, com milhares de usuários. Alguns recursos interessantes dele são: notificações por WhatsApp ou SMS, multiagenda, controle financeiro e prontuário eletrônico personalizado. Para saber mais, acesse:

Feegow Clinic	O Feegow Clinic pode ser uma ótima opção para quem está começando a empreender e possui pouco dinheiro disponível para investir em um *software*, pois não conta apenas com pacotes pagos. Há a possibilidade de contratar uma versão gratuita com funcionalidades básicas para a gestão de uma clínica médica. Saiba mais:
SPDATA	O diferencial do SPDATA é que ele possui uma funcionalidade destinada à gestão de blocos cirúrgicos. Além disso, oferece o recurso de teleconsulta e relatórios bem completos com informações como: vendas por produto (anual e mensal); contas para pagar e receber; atendimentos e agenda; tipo de atendimento etc. Ficou interessado?

4Medic	O sistema da 4Medic é totalmente online, dispensando o download de programas. Ele é excelente para manter a organização da sua empresa e, assim, potencializar seus resultados, já que ajuda com o excesso de documentos, bem como com questões ligadas ao atendimento. Acesse:

No momento em que tudo estiver funcionando a pleno vapor, é essencial também acompanhar de perto os resultados que estão sendo obtidos mês a mês, pois não basta somente concretizar o seu sonho, você precisa ter certeza de que ele está seguindo pela direção certa e continuará vivo.

Por isso, recomendo que você use e abuse dos indicadores de desempenho ou, como também são conhecidos, KPIs (*Key Performance Indicators*). Eles nada mais são do que valores quantitativos medidos de tempos em tempos para que você saiba como andam os processos internos de sua empresa.

Ao ficar de olho pelo menos nas métricas financeiras mais relevantes, dentre elas fluxo de caixa, rentabilidade e ROI (Return on Investment, ou em português Retorno sobre o Investimento), e as específicas, como retenção de cliente e número de reclamações, você terá uma dimensão real de qual é a performance atual, o que possibilita enxergar quando as estratégias adotadas não vão bem e modificá-las sempre que preciso, sem ter que passar por grandes turbulências ou até uma quebra antes de identificá-las. Caso você ainda não tenha nenhuma familiaridade com esses indicadores, veja o box abaixo com alguns exemplos e explicações básicas sobre o tema.

Principais KPIs para usar em seu negócio		
Tipo	**Finalidade**	**Exemplos**
Financeiro	São todas as métricas que revelam o desempenho financeiro do negócio e como seu capital é usado para o desempenho de suas atividades	Receita da empresa Despesas Impostos Rentabilidade ROI
Clientes e Stakeholders	São todos os que deixam claro o desempenho organizacional a partir do ponto de vista das partes interessadas. Reflete o valor da companhia para o cliente, níveis de satisfação e retenção.	Quantidade de clientes Retenção de clientes Participação no mercado (*market share*) Número de devoluções ou reclamações Quantidade de queixas e reclamações resolvidas Tempo usado para resolver cada reclamação
Processos Internos	Medem a qualidade e eficiência dos produtos e serviços.	Quantidade produzida Custo de produção Tempo gasto na produção Quantidade de produtos disponíveis Entregas feitas e entregas pendentes Tempo esperado de entrega

Principais KPIs para usar em seu negócio		
Tipo	**Finalidade**	**Exemplos**
Capacidade Organizacional	Monitora o desempenho inovador, ou seja, capacidades como capital humano, infraestrutura, tecnologia, cultura, etc.	Tempo médio para preenchimento de vagas Custo de contratação Lucro por colaborador Valor dos salários Registro de conflitos e queixas dos colaboradores Rotatividade de colaboradores

1. Dados retirados de: https://www.previva.com.br/novosite/criseapertanasaudesuplementareoperadorasbuscamalternativas/

2. Lista inspirada nas indicações de: https://guiasistema.com.br/sistemas-para-clinicas/

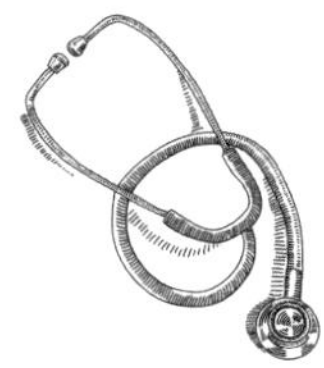

CAPÍTULO 12

PACIENTE É GENTE

Após tudo que foi apresentado e explicado no capítulo anterior, imagino que tenha ficado mais claro como uma boa análise de mercado, plano de negócios, gestão de dados e avaliação de resultados podem impactar positivamente qualquer tipo de negócio, inclusive, os da área da saúde. Se você quiser que seu trabalho não seja em vão e dê resultados que, além de significativos, sejam sustentáveis a longo prazo, você obrigatoriamente terá que se dedicar a essas tarefas.

Só não podemos nos esquecer que mesmo precisando do lucro para sobreviver, no caso da medicina, ele deve ser visto apenas como uma consequência, nunca como o objetivo principal dos esforços, ok? Independentemente das tecnologias que você adote, da automatização de processos que irão contribuir com a profissionalização de um negócio, nunca se esqueça de que paciente é gente e não apenas um cliente.

Como já venho destacando desde a introdução deste livro, a mira do empreendedor desse segmento em específico deve estar sempre no ser humano. Afinal, o serviço que oferecemos e o cliente que nos procura são diferentes dos demais setores. Cuidamos de vidas, e elas quase sempre não estão em seu melhor momento. Ninguém procura um médico se está se sentindo bem. Há sempre algo de errado, uma dor, uma preocupação, e esses já são motivos suficientes para abalar alguém. Por isso, temos que lembrar sempre que paciente é gente e procurar zelar da melhor forma possível das relações que mantemos com ele.

Mas, se o contato entre profissional de saúde e seu cliente não pode ser tratado como um mero negócio a ser fechado, como se portar ao longo da jornada descrita no capítulo 11? Uma coisa que tenho muito clara para mim e que considero que deveria ser um dos pilares de todo empreendimento dessa área é separar muito bem o atendimento médico dos trâmites comerciais. As transações precisam existir, afinal, são elas que garantem o dinheiro para bancar toda a estrutura que esse tipo de serviço exige. Sem isso, você não teria condições sequer de ter um espaço e equipamentos necessários para receber o seu paciente para a consulta.

Porém, as negociações e pagamentos não devem ser conduzidos pelo profissional da saúde. Seu foco deve estar em receber o paciente e cumprir com a sua obrigação de tratá-lo. Toda a parte financeira deve ser realizada por outra pessoa, que detenha todas as competências técnicas para isso. No meu caso, designo uma secretária administrativa com conhecimento em finanças para realizar todo o processo de negociação com as pessoas que buscam pelos meus serviços, justamente para que ela seja capaz de efetuar toda essa etapa do trabalho, que exige organizar os agendamentos, resolver questões burocráticas e lidar com o financeiro propriamente dito.

Sei que existem muitos indivíduos que não podem pagar o valor que cobro pela minha consulta. Infelizmente, os custos para manter um consultório e realizar todo o processo de atendimento médico no Brasil ainda são muito altos, e não temos como fazê-lo sem repassar esse valor ao cliente final. No entanto, tirar o comercial das minhas mãos não significa ignorar essa realidade e ser inflexível nas transações. Muito pelo contrário, quando esse tipo de situação ocorre, dou total liberdade para que minha secretária converse com o paciente e chegue a um preço que seja bom para as duas partes, isto é, que seja acessível para ele, sem desregular o meu caixa. Hoje trabalhamos com essa previsão, temos um custo limite que é possível chegar nas negociações.

Quando estabeleço esse tipo de fronteira, consigo dar a essa pessoa a liberdade de que ela precisa para tratar de questões financeiras sem isso afetar o relacionamento que construiremos dentro do consultório. Assim, tanto ela quanto eu, podemos nos sentir à vontade. Lembra o que eu disse sobre a importância do paciente ter confiança em seu médico? Quando o dinheiro fica do lado de fora e todas as questões relacionadas a ele se resolvem por lá, esse indivíduo sabe que não existirá nenhuma pendência, cobrança ou mal-entendido ao se sentar diante de mim. Estarei concentrado 100% em sua saúde, nada mais. Não terei que ocupar nem a minha cabeça e nem o tempo que teremos juntos com isso.

Recentemente, o campo da Administração ganhou uma nova linha, que pretende se concentrar exatamente nesses detalhes que fazem a diferença para quem necessita humanizar o seu atendimento e, mais do que isso, deseja gerar impacto social com os seus produtos e/ou serviços. Seu nome é administração solidária, e ele foi concebido por um brasileiro chamado Altair Vilar ainda no início dos anos 2000. Mineiro de João Monlevade, Altair começou sua carreira como auxiliar de escritório na Usiminas, em Ipatinga, Minas Gerais, onde permaneceu por 25 anos. Após ocupar diversos cargos nessa siderúrgica, se tornou líder sindical e, no ano 2000, decidiu abrir seu primeiro empreendimento.

A ideia surgiu durante uma viagem à Alemanha, em que o então sindicalista conheceu um programa sindical de atribuição de benefícios aos trabalhadores da região por processo de filiação que o inspirou a criar um projeto que deu origem a um novo modelo de negócio, totalmente centrado no desenvolvimento social do país e na melhora da qualidade de vida da população. O empreendimento que serviu de pontapé inicial para a concepção do que mais tarde Altair Vilar denominou como administração solidária foi a Clínica de TODOS, um programa voltado para trabalhadores sindicalizados de Ipatinga e suas famílias.

Através do pagamento de uma quantia de R$ 5 reais por mês, os filiados do projeto podiam usufruir de vários benefícios, especialmente, na área da saúde. A ideia evoluiu e, no ano seguinte, a Clínica de TODOS se transformou em Cartão de TODOS. A partir daquele momento, o programa não seria mais destinado somente aos trabalhadores do interior de Minas, e sim a todos os brasileiros que necessitavam de acesso à saúde, bem como outros produtos e serviços, mas não tinham condições de pagar por eles. Para isso, Altair ampliou a lista de instituições parceiras que oferecem descontos em produtos, além de serviços a preços acessíveis e criou um cartão que hoje pode ser adquirido por R$ 29,70 mais uma mensalidade de mesmo valor.

Quem usa o Cartão de TODOS atualmente possui descontos em medicamentos e gás de cozinha, recebe *cashback* em compras de lojas de inúmeros segmentos, além de ter acesso a clínicas, plataformas educacionais, instituições de crédito e energia solar com um custo muito abaixo do praticado no mercado. Assim, Altair Vilar conseguiu propor uma solução inovadora para resolver os problemas das classes menos favorecidas do país. Mesmo lançando mão de algumas práticas tradicionais, como a cobrança de mensalidades – afinal, como qualquer outro empreendimento, o seu projeto também depende de dinheiro para sobreviver –, ele percebeu que dava para colocar as pessoas em primeiro lugar.

O modelo desenvolvido por Altair para o Cartão de TODOS, na verdade, tem como princípio a concepção de que cada ação positiva executada por um indivíduo repercute e beneficia a todos. Se eu trabalho para atender o meu público de maneira humana, dando a ele condições de desfrutar de uma vida mais plena e saudável, eu não preciso colocar o capital como prioridade, pois ele virá para mim como consequência. A pessoa que finalmente tem a chance de viver com dignidade sabe ser grata a quem lhe deu essa oportunidade. Ela reconhece e se torna um cliente fiel. Além de não te abandonar, ainda defende o seu nome, o indica aos demais e faz questão de valorizar o seu produto/serviço, pagando o quanto consegue. Você pode até ganhar um valor menor por venda/contratação, porém, o tamanho do mercado que você terá à sua disposição será infinitamente maior.

Pense comigo, vivemos em uma nação em que 60,1% da população vivia com uma renda de até um salário mínimo per capita por mês em 2022, segundo dados da Síntese de Indicadores Sociais, elaborada pelo Instituto Brasileiro de Geografia e Estatística (IBGE).[1] Como uma remuneração dessa, será que esses indivíduos têm condições de pagar pelos nossos serviços? Conforme a Federação Nacional dos Médicos (Fenam),[2] o preço médio de uma consulta médica no país nessa mesma época era de R$ 217,89. Para quem ganhava R$ 1.212,00 mensais, essa é uma quantia considerável, principalmente, se levarmos em conta que esse indivíduos muitas vezes ainda tem que arcar com despesas como aluguel, comida, transporte, contas de água, luz, telefone, gás, dentre outras.

Se eu não consigo disponibilizar outra alternativa à população, o que vai acontecer é que essas pessoas simplesmente não irão utilizar o que eu tenho para oferecer. Meu público se limitará às classes mais altas e eu condenarei quem pertence às camadas menos privilegiadas a recorrer a uma saúde pública já sobrecarregada, que não é capaz de atender a todos com a agilidade que seria necessária.

Quando esse indivíduo também não tem acesso a remédios, alimentos de qualidade e lazer, a situação piora ainda mais. A falta de acesso a itens básicos degradam tanto a saúde física quanto a mental do povo, o que, no final das contas, acaba contribuindo também para pressionar o sistema de saúde.

Às vezes um programa de desconto como esse ou um simples *cashback* pode mudar a vida de uma pessoa e gerar um retorno que você nem imaginaria ter. Com uma ação consciente é possível transformar a realidade de uma grande parcela da população, inclusive a sua como empreendedor.

Não é à toa que o Cartão de TODOS é hoje o maior cartão de descontos do Brasil, agregando seis companhias de diferentes setores – Cartão de TODOS, AmorSaúde, MaisTODOS, TODOS Empreendimentos, Refuturiza e Alô TODOS –, que estão presentes nos 26 estados brasileiros mais, Distrito Federal e também no exterior, contando com mais de 20 mil colaboradores e 20 milhões de usuários.

Quando você coloca conscientemente o paciente em seu devido lugar, os resultados são surpreendentes, acredite.

---

1. Dados retirados de: https://valorinveste.globo.com/mercados/brasil-e-politica/noticia/2023/12/06/60percent-dos-brasileiros- vivem-com-ate-1-salario-minimo-por-mes.ghtml

2. Dado retirado de: http://www.fenam.org.br/2022/01/27/piso-fenam-2022/

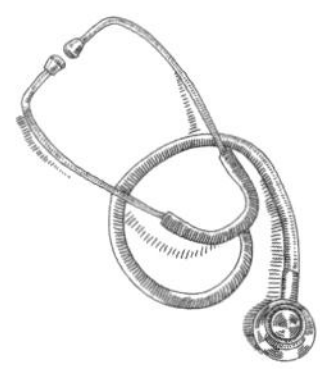

CAPÍTULO 13

AMOR PELA SAÚDE

A meu ver, o maior exemplo de administração solidária aplicada à área da saúde atualmente no Brasil é justamente o de uma das organizações que compõem o grupo Cartão de TODOS, a rede de clínicas AmorSaúde, liderada pelo Ícaro Villar, atual CEO da rede de clínicas. Com o intuito de oferecer consultas médicas e odontológicas, exames laboratoriais e de imagem, além de cirurgias eletivas de baixa complexidade a quem não possui recursos para pagar por um plano de saúde e não pode passar meses aguardando na fila do SUS, Altair Vilar, juntamente com seu filho e CEO da rede Ícaro, inaugurou em 2016 um projeto-piloto que contava com três clínicas localizadas nas cidades de Carapicuíba e Mauá, no interior de São Paulo, e no bairro de Itaquera, na capital deste mesmo estado.

A partir dessa data, todos os cadastrados no cartão poderiam utilizar os serviços dessas unidades por um valor simbólico, se comparado à média que citei nas páginas anteriores. Para você ter uma ideia, em 2024 – ano em que escrevo este livro –, a consulta para associados sai a R$ 26,00 com um clínico geral e R$ 35,00 com médicos especialistas. Quem não possui o Cartão de TODOS também pode ser atendido no AmorSaúde por um valor um pouco maior: R$ 50,00 a primeira consulta e R$ 105,00 as demais, sem distinção de área.

No entanto, o diferencial dessa empresa não está só na quantia que é cobrada do cliente. Ela foi toda projetada sob uma forte política de humanização, refletida em cada mínimo detalhe. No total, o AmorSaúde conta com oito valores principais que norteiam todas as suas ações, são eles:

- Amor em tudo o que fazemos;
- Cuidado em cada processo;
- Transparência que demonstra respeito e ética;
- Pessoas com comprometimento em servir com humanismo;
- Inovação com foco em melhores decisões e resultados;
- Responsabilidade social como relações solidárias;
- Qualidade sem medir esforços para oferecer excelência sempre;
- Acessibilidade que proporciona dignidade para todos.

Esses princípios são tão importantes para a rede que um manifesto foi elaborado para tornar públicas as intenções dessa companhia e propagar o atendimento humanizado na saúde e a administração solidária no país, como você pode ver abaixo:

Manifesto AmorSaúde
É amor.
De norte a sul.
Sendo transmitido por cada toque, cada palavra sincera, cada história que se atravessa à nossa.
Quem ama cuida com muito amor da Maria Francisca, da Ana, da Regina e do Joãozinho.
Um amor que nos alcança, quando estamos juntos e também quando estamos longe.
É gratidão pela missão de acolher.
É alegria no propósito de oferecer e crer que o mundo precisa de TODOS juntos para vencer.
Não é apenas saúde, é oportunidade de pertencer e ter o merecido acesso.
Pois o preço que você pode pagar não pode ser a sua vida.
Até porque podemos ter vários problemas, mas quando um de saúde, aí passamos a ter um só problema.
Existimos para aqueles que precisam da sua saúde para viver, para amar e para cuidar.
Então, TODOS os dias, nós nos direcionamos para aquilo que mais importa.
Você e a sua família.
Quando entra no coração, não tem como não ter mais saída.
O que não tiver jeito, agora vai ter jeito.
É amor, é saúde para TODOS!

Mas se engana quem pensa que essas são apenas frases bonitas que estampam o site ins- titucional da companhia ou suas paredes, como é comum acontecer em diversas empresas por aí. Para que cada um desses itens fosse colocado em prática de fato, Vilar investiu boa parte dos seus recursos em infraestrutura, tecnologia e, principalmente, treinamento para todos os profissionais que atuam em suas clínicas, independente do cargo.

É claro que isso não garante perfeição – nos próximos capítulos vou revelar os aspectos positivos e desafios enfrentados por esse negócio ao apresentar a aplicação dos pontos primordiais da administração solidária –, mas, para mim, essa é uma experiência que acompanho de perto e considero um modelo para o setor privado.

Ao entrar em qualquer uma das unidades do AmorSáude, você sempre encontrará um ambiente limpo, organizado e agradável. O paciente tem à sua disposição diversos meios para realizar as suas marcações, sendo um deles um sistema de agendamento online que está disponível na página da empresa na internet. Quando o assunto é tecnologia, vale lembrar que as clínicas da rede oferecem a opção de telemedicina e dispõem de equipamentos, como mamógrafos, aparelhos de raio-x, ultrassom e outros, todos em ótimo estado de conservação.

Sua equipe também segue uma cartilha de atendimento que exige educação, acolhimento e proatividade para solucionar os problemas de quem usa os serviços da companhia. No pós-atendimento, ainda são efetuadas pesquisas para identificar possíveis pontos de melhoria.

Ações como essas garantiram resultados qualitativos e quantitativos bastante positivos para a companhia desde a criação da sua primeira unidade em 2016. Em 2024, o AmorSaúde já contabilizava 447 clínicas espalhadas por todo o Brasil (até o fechamento deste livro), mais Colômbia e Chile, com planos de expansão para os Estados Unidos. Ao todo, são realizados 1,6 milhão de consultas, 4 milhões de exames e 600 cirurgias eletivas de baixa complexidade por mês.

Para manter tudo isso funcionando, essa companhia conta com 18 mil colaboradores contratados em esquema de CLT (Consolidação das Leis Trabalhistas), dentre eles enfermeiras, recepcionistas, faxineiras, seguranças etc., e uma base de 28 mil médicos ativos das mais variadas especialidades.

O projeto de Altair Vilar deu tão certo que sua organização caiu nas graças não só dos pacientes, mas também dos profissionais. Hoje em dia, o AmorSaúde recebe cerca de 200 currículos por semana de pessoas interessadas em trabalhar em alguma de suas unidades.

E sabe o que ainda é interessante ressaltar aqui? Essa não é uma oportunidade só para quem deseja obter um emprego formal na área médica. O modelo de negócios desenvolvido por Vilar pode ser muito lucrativo tanto para quem decide empreender, quanto para quem presta serviço de atendimento médico por meio de contratos de parcerias. Eu vou te mostrar como isso funciona na prática, a seguir.

CAPÍTULO 14

AS MÉTRICAS NÃO MENTEM

A maioria das pessoas se assusta quando digo que atender em clínicas como o AmorSaúde é algo vantajoso para os médicos. O espanto com minha afirmação se dá devido ao fato desses indivíduos se aterem somente a uma informação, o valor líquido pago por consulta. O profissional especialista parceiro desta empresa, por exemplo, recebe R$ 26,90 a cada consulta realizada. Parece pouco, não é mesmo? Mas antes de tirar conclusões precipitadas, faça algumas contas junto comigo.

Vamos supor que um plano de saúde remunere seus médicos com R$ 100,00 por atendimento (valor hipotético para ilustrar o que desejo mostrar, no geral, o valor praticado no mercado é bem menor que esse por consulta e varia conforme o convênio/plano de saúde). Em um primeiro momento, parece muito mais rentável, certo? Essa quantia é quase três vezes mais do que a empresa de Vilar paga. Entretanto, o que as pessoas não costumam levar em consideração é que esse é um valor bruto. Você recebe R$ 100,00, porém, ainda tem que pagar uma série de taxas quando o consultório é seu. Vou fazer um cálculo bem simples para que você possa compreender o que estou querendo dizer aqui. Observe o esquema abaixo:

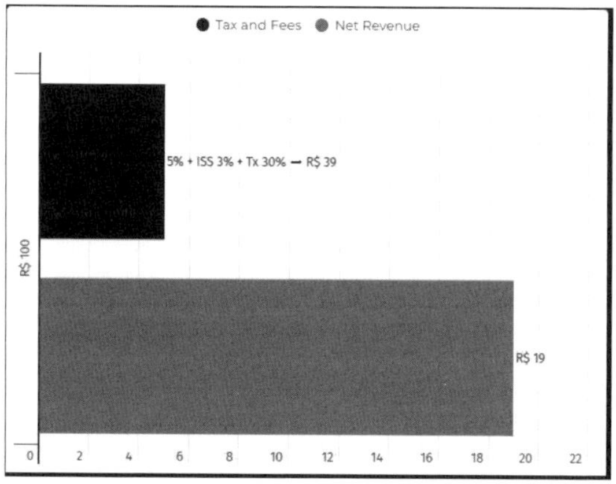

Consulta R$ 100,00 IR 27,5% + ISS 3% + Tx 30% R$ 39 90% das vezes, o paciente retorna dentro de 30 dias e o profissional não é remunerado por esse segundo atendimento Total recebido no final da consulta: R$ 19,50.

O que isso quer dizer? Bem, se você ganhar R$ 100,00 por uma consulta, terá que pagar sobre essa quantia 27,5% de Imposto de Renda (IR) mais uma média de 3% de Imposto sobre Serviços de Qualquer Natureza (ISS) – pois essa taxa varia de cidade para cidade – e ainda terá que separar aproximadamente 30% desse valor para bancar os custos que você terá com o seu consultório, tais como contas de água, luz, telefone, internet, aluguel, funcionários, etc. Após todos esses descontos, sobra para o médico um total de R$ 39,00. Se pararmos por aí, já vamos perceber que a diferença do que ele receberá no AmorSaúde já não é mais tão grande.

Porém, acontece que cerca de 90% dos indivíduos que passam por um primeiro atendimento voltam ao consultório dentro do prazo de 30 dias corridos, o que significa que ele não desembolsará nenhum centavo a mais pelo retorno. Essa consulta sairá de graça para o paciente. Logo, esses R$ 39,00 que você obteve serão referentes a dois atendimentos, e não um só. Ou seja, no final das contas, cada consulta sua sai a R$ 19,50, o que representa um decréscimo de R$ 7,40 quando comparado à remuneração oferecida pelas clínicas da rede AmorSaude. Lembrando aqui que consideramos o valor de R$ 100 por consulta.

Vale destacar ainda que entre essas despesas de consultório estão muito mais coisas do que as contas básicas que mencionei acima. As pessoas não costumam colocar na ponta do lápis custos, como: equipamentos que precisam de manutenção ou de serem repostos porque estragam ou até mesmo são roubados; pagamentos por serviços de marketing para divulgar o seu nome e atrair pacientes; sem falar dos gastos que temos para manter tudo funcionando conforme as regras da Vigilância Sanitária. Todos esses itens são de extrema importância e não podem ser desprezados. O problema é que eles acabam sendo bastante onerosos para quem tem que arcar com tudo sozinho.

Você pode argumentar que existem planos que pagam bem mais do que R$ 100,00 por consulta. Como um profissional que atende em diversos lugares e sob diferentes condições, posso te dizer que os que remuneram melhor rendem para mim não mais do que R$ 120,00 a cada atendimento. Se fizermos o caminho inverso do cálculo que acabei de apresentar a você, somando todos os impostos, taxas e custos de operação de um consultório para a realização do serviço de primeira consulta mais retorno, a operadora teria que pagar ao médico, no mínimo, R$ 131,28 por atendimento para que ele conseguisse obter um lucro igual ao do profissional que atua no AmorSaúde.

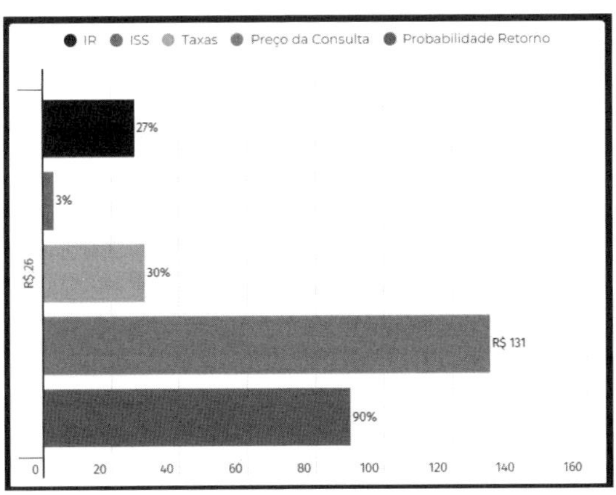

Para ter R$ 26,90 de rendimento, IR 27,5% + ISS 3% + Tx 30% 90% das vezes, o paciente retorna dentro de 30 dias e o profissional não é remunerado por esse segundo atendimento Preço da consulta: R$131,28

Se você quer ganhar dinheiro de verdade com atendimento médico, o melhor seria cobrar uma quantia de consulta particular, que, conforme dados atualizados da Fenam.[1] Está por volta de R$ 238,29 aqui em nosso país, porém, pode chegar até a R$ 1 mil reais dependendo do prestígio do lugar onde esse atendimento será efetuado e do profissional em questão. Só que existe um pequeno problema, estamos no Brasil. Lembra dos dados do IBGE sobre a renda dos brasileiros que apresentei a você no capítulo 11? Quantas pessoas em nosso país podem desembolsar tanto por uma consulta médica? Com certeza, não a maioria.

Além disso, esse público não se alcança do dia para a noite. É preciso muitos anos de estudo e dedicação para construir um nome forte o suficiente capaz de te alçar a um nível em que você "possa" cobrar o preço que achar conveniente por um atendimento, porque encontrará pessoas que reconhecem o valor do seu trabalho, têm recursos e estão dispostos a pagar por ele. Sem falar no alto investimento em marketing que você terá que fazer para se tornar conhecido e conseguir se conectar com este público-alvo. Afinal, por melhor que você seja em algo, ninguém vai descobrir o seu talento do nada, você obrigatoriamente terá que divulgar o seu nome e seu consultório. O bom e velho boca a boca ainda funciona, mas é claro que em uma escala infinitamente menor, se comparado ao alcance digital.

Atendendo por planos de saúde, para sair do zero a zero e obter um lucro considerado atrativo, será necessário realizar um número muito grande de consultas – fora a despesa. Pelas minhas contas, se você receber aquela quantia média de R$ 100,00 a cada atendimento, tendo que pagar todos os custos do próprio bolso, seria preciso ao menos 170 consultas para ganhar o seu primeiro real livre, o que vai de fato para o seu bolso. É, por isso, que o AmorSaúde, que inicialmente foi criticado por pagar apenas R$ 26,90 a cada atendimento, hoje em dia é tão procurado por médicos de todas as especialidades, idades e de distintas regiões do país.

Aqui cabe ainda outra dica, se me permite. Em qualquer momento ou estágio da sua carreira, sempre faça as contas. "Achar que" ou "estimar que" é um erro enorme, afinal, independentemente da sua decisão, saber o quanto você ganha e o quanto poderia ganhar é fundamental para traçar estratégias e elaborar planos.

Neste sentido, acredito que essa companhia é uma alternativa atraente, especialmente, para aqueles que acabaram de concluir sua residência e ainda têm que construir sua marca pessoal para conquistar pacientes e juntar recursos para crescer. Ou quem se cansou das dores de cabeça que é gerir um consultório, clínica ou hospital e só quer atender seus pacientes sem ter que se preocupar com burocracias, contabilidade, reclamações e outros problemas.

Mesmo para um médico que mantém um consultório particular em paralelo, essa pode ser uma opção interessante, uma vez que, ao atuar ali, esse profissional garante uma fonte de renda mais estável enquanto empreende. Clínicas como essas são uma ótima oportunidade para obter alguma liquidez sem tanto esforço, pois possuem um bom ticket médio.

Quem tem perfil de gestor e está disposto a encarar todas as dificuldades que envolvem empreender, principalmente nesse segmento, também deve considerar o modelo da administração solidária. Não vou dizer que o investimento para montar esse tipo de clínica é baixo. Contudo, o mercado é enorme. Ainda que os preços praticados nesse formato sejam populares, há milhões de potenciais clientes a serem conquistados.

Voltando ao exemplo real, concreto, de tudo isso que foi dito e que nos ajuda a entender na prática esse modelo de negócio, atualmente, o Cartão de TODOS conta com 20 milhões de associados, que pagam uma mensalidade de R$ 29,70. Embora tenhamos que considerar suas despesas e outras fontes de receita para chegar a um valor real, só com a informação anterior já é possível fazer uma conta de padaria e perceber que esse negócio não lida com pouco dinheiro.

Principalmente negócios que são criados e voltados a soluções relacionadas a causas sociais, manter o foco inicial e não se perder em meio ao crescimento é vital. Do contrário, uma causa ou propósito que deu origem a empresa pode se transformar em uma fonte de renda cada vez mais voraz e insaciável. Nunca esqueça suas reais motivações, bem como seus princípios, seja ganhando pouco ou muito dinheiro.

---

1. Disponível em: https://www.fenam.org.br/2024/02/02/piso-salarial-da-fenam-2023/.

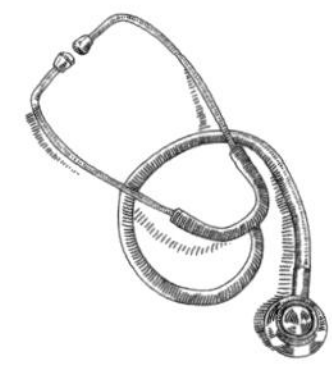

CAPÍTULO 15

CULTURA: O PILAR ESTRUTURAL

Se, após acessar todas essas informações, você se convenceu de vez a implantar os princípios da administração solidária em seu consultório, clínica, hospital ou qualquer outro tipo de empreendimento na área da saúde, preste muita atenção no que tenho para te dizer agora. Uma mudança tão substancial quanto essa só pode ser realizada por meio da modelagem de um dos pilares estruturais de uma empresa, a cultura.

Inclusive, muitos empresários não dão a devida importância a esse item e tendem a concentrar seus esforços somente na obtenção de uma boa estrutura – isto é, local físico, sistemas, processos, talentos etc. – e na construção de uma estratégia que possa garantir ao seu negócio uma maior probabilidade de retornos financeiros e alcance.

Acontece que, sem uma cultura muito bem estabelecida e trabalhada, dificilmente, você alcançará o que almeja. Digo isso porque é a cultura que determina como colaboradores, parceiros, fornecedores, clientes e as demais partes interessadas do seu empreendimento irão vivenciá-lo. Como sua equipe age quando novas demandas são exigidas, erros acontecem ou momentos de crise pairam sobre a sua empresa?

A reação de cada um dos seus funcionários diante dessas situações reflete qual é a cultura organizacional presente ali dentro, e caso ela não seja condizente com as diretrizes que você traçou, o que foi planejado simplesmente não será colocado em prática. E, de novo, não adianta também criar belos textos, discursos no site ou nas redes sociais, se internamente nada do que foi escrito acontece. Culturas fortes têm como base a troca sincera em relações saudáveis.

Sendo assim, não adianta inserir o atendimento humanizado no plano estratégico da sua organização, por exemplo, se você não se preocupar em criar condições para que os comportamentos essenciais a essa forma de prestar tal serviço sejam internalizados por seus funcionários e tratados como algo importante, que precisa estar necessariamente expresso em cada uma das ações diárias de quem atua na empresa. Para serem acolhedores e empáticos, de fato, com os pacientes, esses profissionais têm que ser estimulados a se portarem dessa forma, e mais, sentir que essas condutas são reconhecidas e adotadas por todo o time.

Em outras palavras, você deve definir um conjunto de valores, crenças e normas, que serão compartilhados por todos e que reforçam o que você quer ver ocorrer no dia a dia da sua companhia. Caso você abdique disso, os colaboradores estabelecerão automaticamente os seus próprios códigos de conduta, conforme as referências que já possuem e padrões de comportamentos herdados a partir de outras experiências anteriores, o que pode prejudicar bastante a sua empresa, já que essas maneiras de agir, provavelmente, não estarão alinhados com os objetivos do seu negócio.

É importante lembrar aqui que apenas montar um documento que define quais são as missões, visão e valores da sua empresa ou adotar ações pontuais, como a realização de um evento, por exemplo, não são propriamente o que chamamos de cultura organizacional. Para que você consiga desenvolver esse sentimento de humanização dentro do seu empreendimento e transformá-lo em comportamentos naturais, você deve transmitir os princípios que o compõem nas regras que determinam a dinâmica da companhia, símbolos, linguagens, rituais e também atividades que podem contribuir para reformar essa mentalidade.

No caso dos negócios da área da saúde, contar com uma cultura forte se torna ainda mais relevante, pois antes de estabelecer um objetivo específico para nosso negócio e as estratégias que visam atingi-lo, temos um propósito muito maior do que qualquer outra coisa, zelar pela saúde da população, prevenindo, diagnosticando e tratando doenças, em outros termos, salvar vidas.

Portanto, desenvolver uma cultura organizacional humanizada e saudável é um dos passos principais para despertar em todos os profissionais envolvidos, sejam eles médicos ou não, um senso coletivo para que cada um empenhe seu papel da melhor forma possível e em prol do alinhamento e objetivo maior (que precisa ser claro para todos os colaboradores).

Como mencionei, este assunto é de suma importância e merece total atenção dos empresários e gestores de uma forma geral. Por isso, deixo aqui uma lista com a indicação de livros que podem ajudar a entender melhor e aprofundar no tema - o que não é o objetivo aqui nesta obra, mas que aconselho fazer para estruturar empresas mais saudáveis e conscientes do seu papel na sociedade.

- Clima e cultura organizacional: entender, manter e mudar – Fernando Lanzer.

- Empresas humanizadas: pessoas, propósito, performance – Raj Sisodia, David B. Wolfe, Jag Sheth.

- Um jeito novo de trabalhar – Laszlo Bock.

- A regra é não ter regras – Erin Meyer e Reed Hastings.

- O Novo Código da Cultura – Sandro Magaldi, José Salibi.

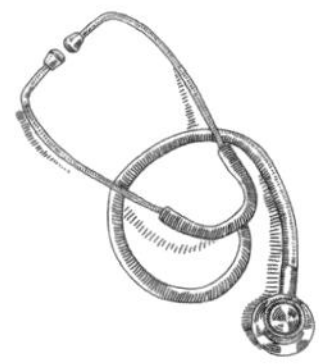

CAPÍTULO 16

NA PRÁTICA: COMO IMPLANTAR UMA CULTURA HUMANIZADA?

Diante do que foi exposto no capítulo anterior, para que a humanização seja pra- ticada de fato em uma empresa, é necessário tê-la como um dos valores fundamentais da sua cultura organizacional. Esse princípio deve estar presente em cada ponto da companhia, até em seus mínimos detalhes. Para ficar mais claro como implantar uma cultura que tenha empatia e acolhimento como base, usarei o exemplo do AmorSaúde. Através da descrição que farei a seguir, é possível entender quais tipos de ações são realmente efetivas e podem servir de modelo para serem replicadas em seu negócio. De novo, estou usando este exemplo devido à sua importância hoje no Brasil, representatividade dentro do contexto e realidade que apresentei aqui e por funcionar, apresentar resultados realmente efetivos e em escala.

No caso dessa rede, a humanização começa já na escolha do local onde suas unidades serão instaladas. Ao abrir uma clínica em alguma cidade do Brasil ou do exterior, o grupo procura sempre encontrar uma via que seja de fácil acesso à população. Se você pegar a lista de unidades do Amor Saúde e verificar no Google Maps, perceberá que todas estão localizadas perto de vias importantes com linhas de metrô e/ou ônibus disponíveis a poucos metros dos endereços. Assim, o paciente consegue ter acesso fácil à clínica e ainda conta com opções de transporte que não oneram sua visita à clínica.

A edificação também é totalmente adaptada às necessidades dos indivíduos que as visitam. Todas as unidades possuem portas de entrada automáticas e elevadores para acolher pessoas com deficiência (PcD) ou mobilidade reduzida. Os ambientes são equipados com ar condicionado, móveis e aparelhos em excelente estado, cadeiras confortáveis, espaço com café e água, banheiros sempre limpos, além de utilizarem um padrão de cores suave, que torna a permanência ali muito mais agradável. A ideia é realmente fazer com que os indivíduos se sintam confortáveis enquanto estiverem utilizando os serviços da companhia.

A contratação de equipe também é criteriosa. São selecionados profissionais capacitados e que demonstram interesse em dar o seu melhor. Durante o processo seletivo, o departamento de Recursos Humanos (RH) lança mão de técnicas específicas para identificar essas qualidades no candidato. Em seguida, as pessoas que são convidadas a ingressar na organização, sejam elas colaboradoras CLT ou médicos parceiros, passam por treinamentos que visam ensinar os fundamentos do atendimento humanizado para poderem replicá-los corretamente em seu dia a dia.

Mas as ações voltadas para esses times não param por aí. Hoje, em todos os empreendimentos de saúde, se exige muito do médico. Somos expostos a longas jornadas de trabalho, grande volume de pacientes e ainda temos que ter uma postura social totalmente ilibada. Para completar, muitas vezes as pessoas se esquecem de que somos seres humanos, com frustrações, medos, sonhos, desejos, dias bons e dias ruins. Pensando nisso, essa rede mantém um setor de Relacionamento, responsável por desenvolver ações para gerar um ambiente mais acolhedor e motivador para esses profissionais, dando condições para que eles consigam desempenhar melhor suas funções.

Uma dessas iniciativas é o encontro Receita do Amor. São programados dois dias com palestras de tom motivacional com foco em saúde mental e também física. Ao final, é oferecido um jantar, no qual os convidados colocam a mão na massa e fazem uma receita com um renomado chefe, o que proporciona descontração e leveza em meio à rotina daqueles médicos. Por meio de parcerias, como a do grupo educacional Afya – do qual faço parte como membro do Conselho Gestor de Médicos – são ofertados a eles vários cursos com descontos bastante atrativos também.

São fornecidos ainda treinamentos para as equipes administrativas, que "lembram" que os profissionais de saúde também precisam de um pouco de atenção e que pequenos gestos de carinho, como receber uma fruta, um suco ou mesmo um simples cafezinho no consultório ao longo do dia, podem impactar positivamente a rotina. Pequenas atitudes como essa podem ajudá-los a descomprimir e arejar as suas cabeças, o que permite que eles retomem suas atividades com muito mais atenção e, de certa forma, leveza.

O grupo também indica nomes para se tornarem Embaixadores da Saúde da organização e realiza um trabalho de acompanhamento que visa dar suporte, tirar dúvidas e auxiliar médicos, especialmente, em momentos de crise.

Voltando aos pacientes, atualmente essa companhia também conta com um Sistema de Atuação da Medicina Maximizada AmorSaúde (SAMMAS). Quando Ícaro Villar me apresentou à sua rede e me convidou para fazer parte dela, concebi esse programa com a ideia de aumentar a atuação médica nas unidades com foco em uma postura mais resolutiva, que atenda às necessidades em saúde dos usuários dos serviços oferecidos pela organização em sua totalidade. Busco manter em cada clínica um representante *full time* que sirva como um braço direito meu, auxiliando na comunicação entre administração, gestão daquela unidade e corpo clínico.

Atualmente, as principais missões do SAMMAS são cuidar do relacionamento com os profissionais da saúde, trabalhar pela padronização do acolhimento, resolver intercorrências com os clientes, desobstruir gargalos no atendimento médico e fazer a avaliação social do paciente. Tudo isso permite o aumento cada vez maior da qualidade dos serviços prestados pelo AmorSaúde, a percepção de valor ofertado aos seus pacientes, a padronização do acolhimento em todo o grupo, a conservação do foco na atenção primária à saúde dos seus filiados e a condução de soluções imediatas por meio do atendimento médico de forma que o paciente não precise se predispor à ansiedade ou espera para que esse atendimento aconteça.

Como médico formado há mais de 15 anos, sempre vi e vivi algumas dores, como as faltas de médicos, que resultam, por exemplo, em uma agenda de 40 pacientes cancelada no mesmo dia. Um problema como esse gera várias consequências graves para os nossos pacientes, que já se encontram em situações tão frágeis, tanto assistencialmente quanto financeiramente. Seu estado de saúde pode se agravar pela ausência de um diagnóstico rápido e uma simples receita para comprar um remédio. Há quem arrisque ser demitido por justa causa por uma falta ao trabalho sem atestado médico. É por isso que me empenhei em criar o SAMMAS e colocar os melhores profissionais para me auxiliar nesse trabalho.

Para desempenhar essa função, são selecionados médicos especializados em medicina da família, que consiste em uma formação de três anos, em que os alunos são levados a atuar em várias áreas da medicina, o que lhes proporciona uma noção maior de como deve ser não só o tratamento médico, mas também a relação com as famílias e comunidades, ganhando totais condições de acolher esses pacientes desassistidos de maneira aguda. Por estar presente o tempo todo na clínica, esse profissional acaba tendo um papel de liderança, dialogando e conectando seu corpo clínico liderado, mantendo o ambiente saudável dentro da unidade. Os resultados são pacientes acolhidos e mais satisfeitos, que tendem a seguir os tratamentos, obtendo desfechos favoráveis às suas saúdes.

Uma maneira encontrada pelo AmorSaúde de ouvir esse paciente e melhorar ainda mais a sua experiência foi adotando metodologias cujo intuito é analisar o grau de satisfação do cliente. Dentre as opções disponíveis no mercado, a rede usa atualmente o NPS (*Net Promoter Score*, em tradução livre Pontuação Líquida do Promotor), que nada mais é do que uma métrica de fidelidade do cliente, o CSAT (*Customer Satisfaction Score*, em português, Pontuação de Satisfação do Cliente), indicador que aponta a porcentagem de pessoas satisfeitas com uma companhia. E a plataforma Reclame Aqui, que mede a reputação e confiança de um negócio por reclamações registradas por seus usuários.

A atenção nesse tipo de estratégia de avaliação no pós-atendimento é essencial para identificar falhas e entender como você pode melhorar o seu negócio. Quando você recebe respostas negativas, como: "além de esperar 30 minutos para ser atendida pela médica, a consulta foi péssima, conversou pouco, parecia estar com pressa" ou "a doutora foi mal-educada e arrogante. Parece que estamos pedindo um favor a ela", por exemplo, é necessário ligar o alerta e agir para corrigir esses erros, pois eles vão impactar diretamente na maneira como o paciente vê a sua empresa.

Como está sempre de olho nas impressões do cliente, o AmorSaúde acabou conquistando o Prêmio Reclame Aqui 2023, em que são eleitas as companhias com melhores reputações e operações de atendimento mais eficientes. Outro marco da rede que comprova que a humanização da cultura provoca um efeito positivo – nesse caso, para os colaboradores da clínica –, é o recebimento do selo *Great Place to Work* em 2023, como um excelente lugar para trabalhar, que reconhece o compromisso dessa organização em criar um ambiente corporativo que valoriza a diversidade, o acolhimento e o bem-estar de todos que atuam ali dentro.

Inclusive, para garantir que a essência dessa cultura que foi estabelecida ao longo de quase 15 anos de operação seja mantida, Altair Vilar adotou um modelo de franquia um pouco diferente do convencional para o seu negócio. Para ser possível replicar o seu formato de clínica com atendimento humanizado e administração solidária em todos os cantos do Brasil e do exterior, ele topou ceder o direito de uso de sua marca a investidores. Todavia, não são aceitos quaisquer investidores. Todas as unidades abertas devem pertencer a ele ou a algum diretor do grupo. Parceiros que se destacam também ganham o direito de se tornar franqueados, com a condição de ter o presidente ou um dos diretores como sócios.

A consequência disso tudo que contei aqui será sempre a melhora do retorno financeiro do empreendimento. A humanização prova que, se cuidarmos das pessoas, toda a parte de "venda" de consulta, exames e outros serviços de saúde, se torna leve, sem necessidade de uma política agressiva ou indevida que busca vender ao paciente o que ele não precisa.

Neste cenário, o dinheiro realmente se torna uma consequência, o que deveria na saúde ser uma questão inegociável. Sendo assim, que tal se inspirar nas iniciativas do AmorSaúde e começar a transformar a cultura da sua empresa com base nos princípios da humanização? Acredito que neste ponto da leitura não restam mais dúvidas de que funciona e é o melhor caminho.

CAPÍTULO 17

TECNOLOGIA E INOVAÇÃO A SEU FAVOR

Outro ponto importante que não pode ser esquecido pelo médico ou empreendedor que pretende abrir e manter um negócio na área da saúde é o investimento em tecnologia e inovação. Como vimos anteriormente, já há algumas décadas toda a forma de atuar e produzir do mercado vem sendo modificada por inúmeros avanços tecnológicos. Se pararmos para analisar todo esse contexto com calma, perceberemos que esse é um movimento que não possui qualquer previsão para cessar, muito pelo contrário, cada dia ele ocorre de maneira mais constante e rápida.

Portanto, por maior que seja a sua resistência em relação às novas tecnologias, não existe mais outro caminho possível para quem deseja empreender em qualquer segmento. Hoje, para se manter competitivo, é imprescindível permanecer atento às mudanças que ocorrem à nossa volta para, então, se adaptar. Mesmo em campos como a medicina, em que o elemento humano é essencial, renunciar a utilizar recursos que agilizem o seu trabalho e proporcionem uma melhor experiência ao seu cliente pode te deixar para trás na corrida contra seus concorrentes e até provocar a morte da sua empresa.

Não estou dizendo aqui que você deve substituir todos os seus funcionários por máquinas, por exemplo. Na verdade, a implementação de tecnologias no segmento médico é algo que deve ser feito com bastante critério, pois, como reforço o tempo inteiro neste livro, estamos lidando com pessoas. Pessoas essas que, em boa parte das vezes, estão em situação de fragilidade não só física, como também emocional. Posto isto, o que elas mais necessitam, um robô não é capaz de dar. Então, continua a caber a nós cuidarmos dessa relação médico-paciente, oferecendo o máximo de acolhimento.

Isso não quer dizer que não possamos lançar mão de softwares, plataformas, aplicativos e equipamentos que darão mais celeridade a todo o processo de atendimento e maior precisão na análise de dados e na realização de exames e procedimentos. Quando usamos os recursos certos com a finalidade correta, ao invés de mecanizar o nosso trabalho, nós o humanizamos ainda mais. Afinal de contas, conseguimos solucionar o problema do paciente de maneira mais eficiente e, o melhor de tudo, sem perder o calor humano que é tão fundamental para que ele se sinta confortável e confiante durante seu tratamento.

Uma das inovações que têm impactado positivamente a experiência do nosso cliente é a do agendamento online. Por plataformas que podem ser adquiridas prontas ou projetadas especificamente para o empreendimento, o paciente tem a possibilidade de marcar suas consultas em questão de pouquíssimos cliques. Normalmente, elas funcionam da seguinte forma: a pessoa acessa o site da operadora de plano de saúde, hospital ou clínica e seleciona as opções de localização, especialidade médica, profissional que realizará o atendimento, data e horário de acordo com suas preferências. Ao finalizar o processo, o próprio sistema envia todas as informações da marcação para o médico e o paciente. Além disso, no dia da consulta, ambos recebem um lembrete para confirmação.

Esse tipo de agendamento é uma excelente ferramenta para a companhia, que vê o trabalho de marcação de consultas por telefone diminuir e ainda tem a agenda dos seus profissionais organizadas automaticamente, e também para quem utiliza seus serviços, uma vez que ela elimina a pesquisa nos famosos caderninhos de convênio e a necessidade de fazer ligações.

Inclusive, já listei anteriormente algumas ferramentas que podem ser usadas com esse intuito de automatizar os processos na área médica. No entanto, o ideal é que esse seja somente mais um dos recursos disponíveis para o cliente, pois sempre haverá pessoas que preferem ser atendidas por seres humanos, seja por terem dificuldade em lidar com tecnologia ou por uma questão de preferência pessoal mesmo.

A telemedicina é outro avanço que veio para otimizar o tempo tanto do médico quanto do paciente, mas não só isso. A realização de consultas à distância por meio de aplicativos de chamada de vídeo possibilita o atendimento nos casos em que o contato presencial pode ser perigoso para a saúde das pessoas, como aconteceu durante a pandemia de Covid-19. Foi exatamente nessa época que essa inovação ganhou espaço no país. Devido ao risco de aumentar o número de infectados pelo vírus até então desconhecido, e que poderia ser mortal, muitas organizações passaram a oferecer esse recurso com o intuito de evitar que supostos enfermos encontrassem pessoas saudáveis nas ruas e/ou estabelecimentos.

A praticidade trazida pela telemedicina é tão grande que mesmo com o fim da pandemia ela continuou a fazer parte da lista de opções de atendimento de várias empresas e profissionais do ramo, especialmente, aqueles em que a presença física não é tão determinante para o andamento e resultado do tratamento, dentre eles estão os psicólogos, psiquiatras e nutricionistas. Atualmente, essas pessoas não precisam necessariamente se deslocar para um consultório para fazer seu trabalho e, por isso mesmo, conseguem economizar com transporte e aluguel de espaço comercial e atender um número muito maior de indivíduos. O resultado disso, geralmente, é um aumento do seu faturamento e também qualidade de vida.

O prontuário eletrônico também é uma inovação que está se disseminando cada vez mais nesse meio e promete trazer diversos benefícios para médicos e pacientes. Esse recurso consiste basicamente em uma plataforma em que o profissional de saúde insere dados sobre o paciente que está sendo atendido. É possível registrar ali a identificação da pessoa, o raciocínio do médico, as hipóteses diagnósticas, a conduta terapêutica, a evolução médica e da enfermagem, exames e outros. Assim, o médico consegue concentrar todas as informações em um único lugar, conectando setores. Qualquer um que atender aquele indivíduo terá em mãos seu prontuário completo e ainda poderá antecipar a entrega de exames e, dessa maneira, impedir falhas e atrasos nas atividades programadas.

Outra tendência é o uso de robôs cirúrgicos. Recentemente, a imprensa[1] publicou diversas matérias sobre uma operação à distância realizada na China que contou com essa tecnologia e foi considerada um sucesso. Uma mulher de meia-idade, residente da província de Casgar, foi diagnosticada com um câncer no pulmão e passou por uma cirurgia conduzida remotamente por um médico localizado em Xangai, a 5 mil quilômetros dali. Para isso, ele contou com a ajuda de braços robóticos que se moviam em tempo real e uma equipe médica presente na sala de operação para coordenar o procedimento. Segundo esses profissionais, a cirurgia durou cerca de uma hora e transcorreu sem qualquer problema.

Recursos como esses podem dar a pessoas que vivem em regiões remotas acesso a serviços médicos de ponta sem que elas precisem se deslocar para grandes centros urbanos. As cirurgias robóticas também são consideradas menos invasivas e seguras para o paciente, pois são equipadas com câmeras que geram imagens tridimensionais e permitem uma melhor visão da parte interna do corpo humano, braços robóticos muito mais estáveis do que os nossos e ferramentas de rotação de 360 graus, que conferem uma incrível agilidade e precisão aos movimentos do robô. Em operações delicadas, um equipamento como esse pode ser o fator que determinará a vida ou a morte do indivíduo que está deitado na mesa de cirurgia.

É claro que esse tipo de tecnologia ainda exige um investimento muito elevado e não faz parte da realidade de boa parte dos negócios de saúde atualmente. Porém, vale a pena acompanhar de perto sua evolução e aderir a ela assim que sua empresa tiver condições. Afinal, aparelhos que ontem eram novidades podem se tornar comuns em pouquíssimo tempo, basta observar o exemplo da telemedicina que acabei de citar. Um acontecimento pontual e a popularização dos recursos que eram necessários para a sua utilização tornaram-na acessível a uma parte considerável da população hoje. Por isso, não deixe de acompanhar cada novo passo do mercado e tente se manter na melhor posição possível nessa corrida, sem resistência, seja por qual motivo for. No final, você vai me agradecer.

Tendências tecnológicas para ficar de olho
• **IoT médico (Internet das Coisas Médicas):** com o surgimento de um número cada vez maior de objetos do nosso cotidiano que se conectam com a internet, abre-se a possibilidade de usar esses itens para acompanhar a situação de pacientes, principalmente, aqueles com doenças crônicas, que exigem cuidados constantes, como Alzheimer, Parkinson, diabete, câncer, etc.; • **Wearables:** dispositivos como pulseiras, óculos e rastreadores vendidos pelas big techs também podem ser uma oportunidade para que o profissional de saúde possa ajudar a monitorar a saúde das pessoas. Dados referentes aos batimentos cardíacos, controle calórico e de atividades físicas, por exemplo, podem ser colhidos e enviados ao médico sem a necessidade de consultas e exames presenciais. • **Inteligência artificial (IA):** softwares de IA são um recurso interessante para a medicina devido, especialmente, ao seu sub-ramo chamado *machine learning*. A capacidade de aprendizado a partir da análise de dados e identificação de padrões para a tomada de decisões permite que nós possamos ir além do monitoramento da saúde do paciente, identificando problemas, ajustes e necessidade de atendimentos de urgência. Se um sistema de IA for incorporado a um smartwatch, por exemplo, temos condições de entender o ritmo cardíaco de um indivíduo, identificar arritmias e até detectar um provável ataque cardíaco, emitindo um alerta para que essa pessoa se encaminhe para uma unidade de saúde mais próxima. • **Bioimpressão 3D:** com o surgimento de impressoras 3D já é possível criar órgãos artificiais, dentre eles pâncreas, rins, coração e substituir aqueles que não estão mais funcionando bem. Isso pode ajudar a reduzir o tempo de espera nas filas de transplante e salvar vidas, uma vez que é comum vermos pacientes morrerem antes de terem a chance de conseguir um doador. • **Medicina Regenerativa:** esse é um ramo da medicina que usa a tecnologia de criopreservação para conservar células-tronco, impedindo o seu envelhecimento. A ideia aqui é guardar essa estrutura que é capaz de dar origem a todos os outros tipos de tecidos do corpo humano para fazer a substituição de órgãos caso algum deles seja danificado por traumas, doenças ou algum problema congênito.

A tecnologia pode assustar, em um primeiro momento, médicos e pacientes. É natural que tudo que é novo e, por vezes, incompreendido cause resistência. Mas é preciso considerar que os avanços recentes e a aplicação da inovação na medicina têm resultado em descobertas e possibilidades antes inimagináveis, mas agora concretas. Portanto, busque aprofundar nas novas tecnologias disponíveis e entender como elas podem transformar o seu trabalho, das demandas mais simples ao uso mais complexo e incrível que atualmente está cada vez mais disponível.

---

1. Dados retirados de: https://oglobo.globo.com/saude/noticia/2024/08/03/medico-opera-cancer-no-pulmao-de-paciente-a-5-mil-km-de-distancia-com-robo-cirurgico.ghtml

CAPÍTULO 18

QUEM TEM MEDO DO MARKETING?

Por muito tempo, divulgar o trabalho realizado por um médico ou empreendimento da área da saúde foi algo tão complexo que chegava a gerar insegurança em boa parte da categoria médica. Havia tantas regras que quem se propunha a aplicar uma parte do seu capital em ações de marketing preferia, muitas vezes, adotar um tom discreto, mesmo que isso significasse não alcançar toda a visibilidade necessária para fazer o seu negócio deslanchar. Era melhor pecar pelo excesso de zelo do que acabar se enquadrando em alguma das restrições previstas na Resolução CFM (Conselho Federal de Medicina) n.º 1.974/2011 e encarar um processo.

A ideia dessa regulamentação era assegurar que tanto médicos quanto empresas se comunicassem com seu público de uma maneira ética e responsável, sem ferir os princípios de nossa profissão e os direitos básicos do paciente. Considerando os prejuízos que uma publicidade tendenciosa e mentirosa pode trazer para a vida de um paciente, o Conselho não estava errado. Acontece que muita coisa mudou de lá para cá e as regras elaboradas em 2011 acabaram se tornando ultrapassadas ou não cobrindo todos os aspectos dos serviços de publicidade/propaganda oferecidos atualmente.

Para nossa sorte, considerando as mudanças recentes na sociedade contemporânea e as exigências impostas aos negócios na nova economia como já demonstrado em diferentes partes desta obra, em 2023, o Conselho Federal ouviu a demanda dos profissionais da saúde por uma revisão dessa resolução e publicou a CFM n.º 2.336/2023.

Uma das principais atualizações foi em relação à forma como os negócios desse segmento são vistos pelo Conselho. Se antes a prática da medicina era dividida em duas, a do consultório e pequenos serviços autônomos e a hospitalar, hoje elas são consideradas parte de um mesmo grupo e são tratadas com isonomia. Todas as normas que valem para uma também se aplicam à outra, sem distinções, independente de aspectos como tamanho, serviços oferecidos ou especialidade médica.

Outros itens que sofreram alterações significativas são:

Imagens	Em relação ao uso de imagens, fica liberada a publicação das famosas fotos de "antes e depois" de pacientes para mostrar o seu trabalho, desde que obedeçam aos seguintes requisitos: • O material selecionado deve fazer referência somente à especialidade registrada por aquele profissional no Conselho; • Precisa estar acompanhado de texto educativo com dados terapêuticos e elementos que possam afetar negativamente o resultado; • A imagem não pode ser manipulada digitalmente; • A pessoa que está sendo retratada não pode ser identificada; • O material tem que conter informações sobre indicações, evoluções, eventuais complicações e, se possível, aplicações em indivíduos de diferentes idades e biotipos; • Ao usar banco de imagens, o médico precisa citar obrigatoriamente a fonte e atender todas as regras de direitos autorais; • Já as imagens feitas em consultório necessitam de autorização do paciente para serem veiculadas.

Depoimentos	Não é raro que pacientes gratos por sua recuperação ou resultados positivos em procedimentos realizem postagens em seus perfis nas mídias sociais contando sobre suas experiências e agradecendo ao profissional responsável por aquele tratamento. Diante disso, o CFM decidiu autorizar os médicos a repostarem esses depoimentos em suas páginas sob a condição de que esse relato seja sóbrio e sem adjetivos que possam denotar superioridade ou induzir a promessa de algum resultado específico.
Valores e campanhas promocionais	Agora, é permitido que os profissionais da saúde informem os preços de consultas e procedimentos, além de seus meios e formas de pagamento. Também está liberado anunciar abatimentos e descontos em campanhas promocionais, contanto que não vinculem essas promoções a vendas casadas, premiações e outras ações que desvirtuem o objetivo final da medicina.
Peças publicitárias	Outra restrição perdida foi a que proibia a participação de médicos em publicidades. Com esta nova resolução, os profissionais de saúde estão autorizados a emprestar sua imagem a peças de divulgação físicas ou virtuais de instituições, planos e seguros de saúde em que trabalhem ou prestem serviço.
Produtos	Aparelhos e recursos tecnológicos que fazem parte da estrutura da clínica do médico também podem ser divulgados, desde que se tratem de equipamentos aprovados pela Anvisa e autorizados pelo Conselho Federal de Medicina.

Com o passar do tempo, o próprio Conselho percebeu que esses pontos poderiam ser de grande relevância para demonstrar à população toda a amplitude dos serviços de saúde. Claro que cada um deles deve ser tratado com os devidos cuidados, respeitando as regras de mercado e preservando a medicina como uma atividade que visa, antes de mais nada, proteger a vida.

Existem ainda algumas restrições importantes que devem ser observadas por todos os profissionais ao realizarem ações de marketing, pois quem descumprir essas normas poderá responder às Codames regionais (Comissão de Divulgação de Assuntos Médicos), sofrendo sanções caso as infrações sejam comprovadas.

Para não correr esse risco, e para esclarecer qualquer eventual dúvida específica que possa surgir sobre o assunto, recomendo a leitura com atenção de toda a Resolução CFM n.º 2.336/2023. Você pode acessar o documento completo abrindo a câmera do seu *smartphone* e apontando para o QR Code a seguir:

Se inteirar sobre o tema é importante, pois muitas pessoas ainda acham que não podem divulgar nada, ou quase nada, sobre os seus serviços, o que não é verdade. O AmorSaúde, por exemplo, mantém, inclusive, campanhas em veículos tradicionais de mídia, como TV, rádio, jornal, revista, outdoors, busdoors, etc. Você já deve ter visto várias propagandas por aí com os atores Lázaro Ramos e Taís Araújo caracterizados como diferentes membros de uma mesma família em unidades da rede comentando sobre os processos das clínicas, desde o agendamento até o atendimento, sempre de uma maneira leve e descontraída.

A ideia por trás dessas peças é apresentar às pessoas o que a companhia tem para oferecer e desmistificar o uso dos seus serviços. A escolha por esses dois nomes para serem os embaixadores da marca se deve ao fato deles contarem hoje com um grande poder de influência sobre o consumidor, especialmente, os das classes C e D, público-alvo do AmorSaúde. Perceba que em todos os materiais publicitários protagonizados por Ramos e Taís, informações são passadas sem que a resolução do Conselho Federal de Medicina seja ferida. É possível promover seu trabalho com verdade e respeito aos princípios da medicina.

Assumindo uma postura correta, você pode utilizar os mais variados tipos de estratégias de marketing para difundir o seu empreendimento. No online, você pode começar cadastrando o seu consultório, clínica, hospital ou outro no Google Meu Negócio. Insira informações básicas, como endereço, telefone, horário de funcionamento, website e fotos, para que sua companhia apareça como destaque entre os resultados de busca do Google. Quanto mais dados, melhor. Assim, o usuário poderá encontrá-la de maneira muito mais fácil, aumentando as suas chances de atrair novos pacientes.

Não se esqueça de criar também perfis profissionais para você e/ou sua organização em diferentes mídias sociais. Você já sabe que a maioria das pessoas navega diariamente nessas plataformas, certo? Então, se você quer se aproximar do seu possível cliente e conquistá-lo, esse é o lugar certo para isso. Esteja presente no Instagram, LinkedIn, TikTok, X, Facebook e se mantenha ativo. Não adianta nada fazer uma página e não atualizar. O algoritmo só vai mostrar o seu perfil a outros indivíduos se você se movimentar. É preciso publicar com frequência e interagir com os seus seguidores (leia-se potenciais pacientes).

Outra boa estratégia é investir em inbound marketing, que nada mais é do que a elaboração de conteúdos relevantes e de qualidade, com informações que possam ser úteis para quem as recebe. Nesse caso, o interessante é que tais textos sejam postados em sites e blogs próprios e lancem mão de técnicas de SEO (Otimização para Mecanismos de Busca). Você pode aproveitar e propagá-los por meio de *newsletters* mandadas para contatos cadastrados via e-mail marketing. Inclusive, esta ferramenta é excelente também para lembrar seus pacientes sobre consultas, retornos e procedimentos, reduzindo o número de faltas e cancelamentos.

Nós que passamos o dia no consultório, concentrados em atender nossos pacientes, nem sempre nos damos conta do quanto ações como essas podem ser determinantes para o sucesso da nossa companhia e carreira. Pode parecer que não, porém, ao colocar seu rosto e conhecimento a serviço do seu empreendimento, você aumenta a sua credibilidade e pode até se tornar uma autoridade em sua especialidade.

Uma boa gestão dos pontos de contato com o público também proporciona a ele uma experiência muito mais positiva em relação à sua marca. O resultado disso tudo é uma maior atração de novos clientes e aumento do seu potencial de fidelização.

Sei que a rotina de um médico e/ou empreendedor é bastante puxada e nem sempre é possível separar um tempo para cuidar você mesmo dessas atividades. Somente a tarefa de fazer posts e stories, responder a directs e reagir a comentários nas mídias sociais com a dedicação que elas exigem é bem complicada, imagina gerar conteúdos.

Por isso, o que recomendo é que você contrate uma agência ou profissional especializado para te ajudar com esse trabalho. Apresentei aqui uma pequena introdução ao tema apenas para que você tenha condições de entender como deve ser um plano de marketing adequado para um negócio de saúde bem-sucedido. Mas é fato que, para executá-lo da forma correta, terá que contar com o auxílio profissional. Lembra quando eu disse que para crescer é preciso aprender a delegar e ter ao seu lado as pessoas certas? Isso vale para absolutamente todas as áreas que compõem uma empresa.

CAPÍTULO 19

LGPD: GESTÃO DE DADOS E CUIDADO COM AS PESSOAS

Devido à alta conectividade do mundo atual, é quase impossível desenvolver qualquer tipo de atividade comercial sem lidar com dados. Mesmo os negócios mais simples costumam manter arquivos com informações de seus clientes, dos funcionários e da própria empresa. Um pequeno consultório, por exemplo, terá pelo menos o registro do nome completo, CPF, endereço, telefone, número da carteirinha do plano de saúde e prontuário médico dos indivíduos que consultam ali, pois são essas informações que permitem àquela empresa efetuar todas as etapas do atendimento, desde a marcação da consulta, diagnóstico, liberação de exames e procedimentos até o acompanhamento do paciente.

Quando o médico contrata uma secretária para atuar com ele, também é necessário recolher os dados dessa pessoa para fazer a sua efetivação na companhia e ter condições de pagar seu salário e tributos trabalhistas. Da mesma forma, ao abrir as suas portas e entrar em atividade, o consultório começa a produzir diariamente uma série de informações ligadas ao andamento do empreendimento, como contratos firmados, compras de insumos, pagamentos de contas, balanço financeiro e outros. São uma infinidade de dados que precisam ser tratados e guardados com segurança.

Caso o empreendedor não invista em sistemas e equipamentos de proteção, controles de acesso, treinamentos para que seus colaboradores aprendam a manejar essas informações corretamente, além da realização de *backups* e análises de riscos constantes, esses dados podem acabar caindo em mãos erradas, resultando em uma enorme dor de cabeça para ele, incluindo problemas jurídicos. Essa base pode ser roubada, expondo sua empresa e clientes a golpes. Sem falar que os sistemas que você utiliza arriscam ficar fora do ar e interromper a prestação dos seus serviços, o que pode resultar em um bom prejuízo.

No entanto, a preocupação com os dados que você retém em sua empresa não vem só dos potenciais problemas acarretados por um possível descuido em seu manejo. Na verdade, hoje eles são considerados um dos ativos mais valiosos que um negócio pode ter. Não é à toa que empresários como Mark Zuckerberg, da Meta, e Larry Page, do Google, estão bilionários. Suas fortunas não vêm exatamente da contratação de serviços pelo consumidor comum, até porque boa parte do que eles oferecem a esse público é gratuito. As verdadeiras rendas dessas companhias são geradas pelo uso dos dados dos seus usuários.

Se você não entendeu, vou explicar melhor. Por exemplo, quando você usa o Instagram, para começar, durante o cadastro, você já disponibiliza suas informações principais que ficam vinculadas a todas as suas atividades naquela plataforma. Como ela conta com um algoritmo, tudo o que você faz ali é monitorado. Quando você clica em um tipo de conteúdo, ele sabe que aquilo chamou a sua atenção. Se você faz uma busca por determinado tema, o Instagram também registra essa informação. A partir daí, a organização de Zuckerberg passa a te oferecer produtos e/ou serviços de anunciantes.

Isso significa que o usuário não paga com dinheiro para utilizar aquela plataforma, mas sim com seus dados, usados para, no final das contas, lhe vender coisas. As informações desses indivíduos, nesse caso, são muito mais valiosas para o dono da Meta – companhia que controla o Instagram – do que uma simples assinatura de acesso seria. Você já parou para pensar quanto ele recebe por mês de uma marca como a Adidas, por exemplo, somente para mostrar propagandas de tênis para parte dos bilhões de perfis que usam as mídias sociais que compõem seu conglomerado?

Estamos falando aqui de um anúncio qualificado. A empresa que compra uma publicidade no Instagram ou outra plataforma como essa tem a oportunidade de criar campanhas que serão visualizadas exatamente por quem elas desejam atingir de fato. A Adidas pode selecionar não só quem demonstrou interesse em adquirir um par de tênis recentemente, como também pessoas de faixa etária, gênero, poder aquisitivo e outras características determinadas. A Meta consegue fazer com que a propaganda daquele produto chegue especificamente aos indivíduos que seriam o seu público-alvo, aumentando as possibilidades de venda e retorno financeiro da Adidas, neste exemplo.

Ao recolher os dados dos seus clientes durante o atendimento, você também pode encontrar meios de usá-los de maneira benéfica para o seu negócio. Com o apoio dos *softwares* de gestão que mencionei no capítulo 11, por exemplo, é possível organizar, selecionar e analisar cada informação a fim de elaborar estratégias mais assertivas e eficientes para a sua companhia, adaptar seus serviços/produtos conforme as necessidades do paciente e ainda personalizar suas interações e atingir indivíduos que tenham um "fit" com o seu empreendimento.

Contudo, existem regras para a realização desse trabalho no país. O Brasil conta atualmente com uma legislação específica sobre o tema, que se descumprida pode imputar ao infrator desde advertências até multas. A Lei Geral de Proteção de Dados (LGPD) entrou em vigor no ano de 2020, porém, um estudo *IT Trends Snapshot 2023*,[1] da organização britânica de soluções e serviços de TIC Logicalis, revelou que somente 36% dos empreendimentos brasileiros estão em total conformidade com a legislação. O objetivo da LGPD é assegurar a proteção de todas as informações de pessoas físicas que estejam, tanto em formato físico quanto digital.

Tal lei define em quais situações esses dados podem ser usados de maneira legítima por terceiros, além de estabelecer mecanismos para proteger seus titulares de usos inadequados. Essa legislação foi considerada um avanço no país, pois criou uma única regra para todo o território nacional. Também definiu o conceito de dados pessoais, que atualmente consiste em todas as informações que permitem identificar, direta ou indiretamente, alguém que esteja vivo, dentre elas: nome, RG, CPF, gênero, data e local de nascimento, telefone, endereço, localização via GPS, retrato, prontuário médico, cartão de banco, renda, histórico de pagamentos, hábitos de consumo, preferências de lazer, endereço de IP (Protocolo da Internet), cookies, etc.

Outro ponto importante foi a determinação da obrigatoriedade do consentimento para a utilização de dados. Desde a promulgação da LGPD, todas as organizações devem pedir autorização aos seus clientes antes de tratarem qualquer informação pessoal destes. A única exceção a essa regra são os casos em que o uso dos dados é indispensável para cumprir algum critério legal. Ademais, é necessário que tudo seja feito com o máximo de transparência, informando previamente a esses indivíduos qual é a finalidade e a necessidade da solicitação de suas informações.

As pessoas também podem pedir que seus dados sejam deletados da base da empresa, revogar o consentimento fornecido anteriormente e ainda transferir as informações de um fornecedor de serviços para outro. São inúmeros os itens previstos nessa lei, o que me impede de listar um por um neste livro, afinal, nosso objetivo aqui não é esmiuçar as mudanças trazidas por essa legislação. Caso o tema tenha despertado a sua curiosidade e você queira consultar o texto da LGPD para conhecer os seus pormenores, basta apontar a câmera do seu *smartphone* para o QR Code disponibilizado a seguir:

Na verdade, a minha proposta ao levantar esse assunto aqui é mostrar para você que o empreendimento de saúde que se adequa e cumpre essa lei, tornando o seu processo de manejo de dados ainda mais eficaz e seguro, aumenta consideravelmente as suas chances de êxito em sua operação. Isso porque essas organizações tendem a ser mais bem avaliadas e desejadas pelos clientes. O estudo *2022 Trust Report,*[2] da empresa estadunidense de *software* de computador Adobe, aponta que 70% dos consumidores estão preocupados com a maneira como suas informações estão sendo usadas pelas companhias e 67% deles revelam que pretendem parar de comprar de quem usa esses dados incorretamente.

Os clientes de hoje sabem os riscos que envolvem ter seus dados expostos e não toleram mais quem não se compromete em ser transparente, provocando incertezas sobre o uso real dos dados fornecidos. Qualquer negócio que queira conquistar a confiança do seu público deve procurar atender pelo menos a requisitos básicos, como: pedir permissão para o uso de informações, respeitar as preferências de uso do cliente e oferecer o mínimo de segurança no manejo desses dados. Essas condutas também são um bom sinal para parceiros e investidores, pois sabem que também estarão seguros e que sua organização tem maior potencial de decolar.

Se você ainda não sabe por onde começar, aí vão algumas dicas:

- **Comece realizando um mapeamento:** procure compreender como sua empresa lida com essas informações. Veja se já existem políticas e ferramentas utilizadas por vocês, quais dados ainda precisam coletar, quais já possuem em mãos e como eles estão sendo tratados atualmente.

- **Atenção a contratos e documentos:** revise seus contratos com clientes, parceiros e fornecedores, documentos de política de privacidade da sua página na web e reformule-os para estarem conforme as normas da LGPD.

- **É hora de definir as suas políticas internas:** segundo essa legislação, toda companhia necessita ter um programa de governança em privacidade. Sendo assim, é importante criar políticas internas que determinam os princípios, procedimentos e ferramentas de segurança que serão usados pela organização, bem como avaliações periódicas e um plano de resposta a incidentes.

- **Não abra mão das medidas de segurança da informação:** para evitar problemas de vazamentos, exposição e uso indevido de dados, a sua organização pode adotar protocolos e ferramentas de proteção. Algumas opções são: utilizar Certificado SSL, sistemas de criptografia, definir níveis de acesso, elaborar termos de responsabilidade e confidencialidade, etc.

- **Prepare sua equipe para lidar com dados:** desenvolva uma cultura de proteção de dados em sua empresa para que seus colaboradores contribuam com essa proteção das informações.

Promova treinamentos e conscientize seu time sobre a importância de se cumprir a lei.

- **Defina um responsável para esse trabalho:** conforme a LGPD, as companhias devem ter um funcionário que responda pelo tratamento de dados. Por isso, procure alguém com conhecimento no assunto para assumir a função de Data Protection Officer (DPO) – ou Diretor de Proteção de Dados em português.

- **Se possível, conte com uma equipe para implantação:** sei que existem negócios de todos os tamanhos no setor de saúde. Porém, se sua estrutura permitir, contrate uma equipe e/ou empresa do ramo para implementar todas as regras e adequar sua empresa às exigências da Lei.

Coloque de uma vez por todas em sua cabeça que o mundo está se modificando e que, por mais que você atue em um segmento tradicional, ele também precisa se adaptar a essa nova realidade conectada, repleta de inovações em todas as áreas e com clientes mais exigentes do que nunca.

Atente-se às novas demandas do mercado sem se esquecer, claro, de priorizar sempre a humanização e a administração solidária. Perceba que todas as ações precisam ser estratégicas e convergir para o mesmo objetivo final. Dessa forma, você seguirá pelo melhor caminho e tenho certeza de que poderá alcançar resultados expressivos, se destacando e se transformando em uma das referências da nossa área.

---

1. Dados retirados de: https://consumidormoderno.com.br/lgpd-cinco-anos/
2. Dados retirados de: https://rockcontent.com/br/blog/adobe-pesquisa-dados/

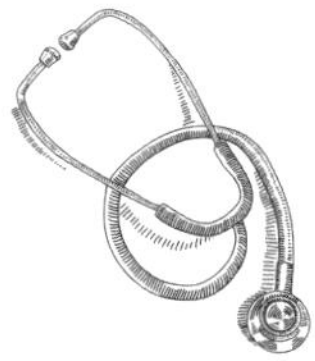

CASE III

Uma pessoa que vive para empreender na área da saúde desde os seus primeiros passos na carreira é João Vitor Innecco Arêas. Formado em medicina pela Facu- ldade de Ciências Médicas de Minas Gerais e especialista em *Business Strategy* pela Harvard Business School, João iniciou sua trajetória empreendedora ainda na graduação. No terceiro período do curso, ele já percebia que queria ter o seu próprio negócio, o que o fez se sentir um pouco deslocado ou, como ele mesmo diz, "um patinho feio" por não seguir o caminho que a maioria dos seus colegas almejava: prestar assistência nos consultórios e salas de operação.

Na verdade, João Vitor queria realizar esse serviço, mas de outra maneira. Assim, fundou a Confie Kits Diagnósticos com sua professora e amiga Paula Távora. O o- bjetivo do empreendimento era comercializar testes rápidos para Infecções Sexualmente Transmissíveis (ISTs) em uma época em que esses exames ainda eram de baixo acesso. Após montar uma fábrica em uma planta terceirizada, fazer parcerias, construir a logo, *branding*, site, etc., a dupla chegou a vender 18 testes por dia com previsão de crescimento, porém passou a enfrentar dificuldades quando o Ministério da Saúde lançou o programa *É Melhor Viver Sabendo*.

Basicamente, esse projeto consistia em doar autotestes para populações-alvo, os mesmos indivíduos que compravam o produto da Confie. Logo, as vendas começaram a cair e João e Paula decidiram encerrar o seu negócio. No entanto, foi com essa primeira experiência que o jovem empreendedor tirou suas primeiras lições sobre relacionamento com sócios, composição de *Cap Table*, organização e estrutura empresarial, o que lhe rendeu conhecimento e maturidade para se levantar e tentar novamente.

Foi aí que nasceu a sua segunda empresa, a VierData. Quando ninguém ainda se atentava para a Inteligência Artificial (IA), João Vitor se arriscou a aplicar essa tecnologia na medicina aqui no Brasil. Seu intuito era usar recursos de *Natural Language Processing* (NLP) para a geração e estruturação de dados de prontuários eletrônicos, visando auxiliar a gestão hospitalar. Para isso, ele convidou o seu xará João Bosco Mesquista, que trabalhava em uma grande startup do setor imobiliário. Os dois inscreveram a ideia em programas de aceleração de companhias de inovação, pivotaram, mas acabaram não seguindo adiante com o projeto.

Após esse revés, João deu um tempo em suas investidas empreendedoras e aceitou novos desafios que lhe proporcionaram *know-how* no mundo dos negócios e tecnologia voltados para a saúde. Nesse meio tempo, ele trabalhou como diretor de estratégia na Vacsim, companhia especializada em vacinas e exames laboratoriais; atuou como *trainee* e, em seguida, consultor e coordenador de inovação da rede de saúde integrada Dasa; e assumiu o cargo de presidente do Conselho Executivo da rede Incor Minas. Em paralelo, João Vitor também se tornou embaixador do TEDx e passou a organizar uma edição local do evento em Belo Horizonte, Minas Gerais.

Já com uma bagagem mais consolidada, o empreendedor criou, então, a Marisa.Care, uma organização que se utiliza de IA para controle de *gaps* de cuidado e rastreio em saúde. A solução desenvolvida por ele funciona da seguinte maneira: ao conversar com o paciente, a tecnologia em questão mapeia os exames e procedimentos que essa pessoa não pode ficar sem. Assim, ela gera valor para quem a utiliza através da detecção precoce de doenças de alto impacto; para o hospital, que vê sua receita aumentar; e também para a operadora, que diminui a sinistralidade a longo prazo.

A Marisa.Care opera no mercado há dois anos, conta com mais de 30 colaboradores e já atendeu mais de 6 milhões de pacientes, estando presente nas principais redes de saúde do Brasil. De acordo com João Vitor, finalmente, ele está alcançando o sonho de democratizar o acesso à medicina preventiva por meio de um negócio próprio baseado em tecnologia, o que, para ele, é o futuro da medicina, uma vez que ela contribuirá para tirar das mãos dos profissionais da saúde as tarefas burocráticas que tomam o tempo precioso do atendimento em consultório e salas de cirurgia.

João também acredita que uma gestão que priorize o paciente e se preocupa com os impactos de suas ações na sociedade não deve ser tratada somente como uma tendência, e sim como o único caminho possível para os empreendimentos em saúde. A rede Incor Minas, por exemplo, adotou sob seu comando uma política de remuneração fundamentada em performance. O médico que obtém um bom desfecho clínico e proporciona melhor experiência ao paciente recebe um bônus em honorário calculado por um indicador chamado NPS (*Net Promote Score*), que leva em conta o índice de satisfação do cliente.

O CEO da Marisa e presidente do Conselho Executivo da Incor lembra que "só resta ao médico a capacidade de cuidar e fornecer um bom atendimento, porque a característica técnica assistencial do diagnóstico será terceirizada para alguém que vai conseguir performar melhor, a inteligência artificial. O aprendizado de máquina consegue, de forma multimodal e multiparamétrica, analisar várias coisas que nós, enquanto humanos, não conseguimos entender. Então, acho que a humanização da medicina não é algo somente necessário, quem não se adaptar não vai conseguir prosperar".

Para quem está iniciando nessa jornada, João Vitor ainda dá mais uma última dica: "seja resiliente". Como a própria história de João revelou, este não é um caminho fácil e estável. "Tem dias que tudo dá certo e dias que tudo dá errado". Para alcançar o sucesso que ele possui hoje em dia, esse empreendedor conta que já passou por poucas e boas, entretanto, o que permitiu o seu triunfo no final das contas foi a persistência e a dedicação em aprender e trabalhar duro pela conquista do seu sonho. Então, que tal se inspirar neste case e começar a sua organização hoje mesmo?

CONCLUSÃO

SEU NOME É O SEU MAIOR LEGADO

Agora que a caixa-preta da clínica médica foi aberta, espero que você, leitor, tenha conseguido entender que, sim, gestão é essencial para o êxito do seu consultório ou qualquer negócio de maior porte. Nenhum estabelecimento comercial sobrevive sem organização, planejamento e um caixa equilibrado. Para você ter uma ideia, de 2010 a 2020, cerca de 630 unidades de saúde encerraram suas atividades no Brasil, segundo dados da Confederação Nacional de Saúde (CNSaúde) e Federação Brasileira de Hospitais (FBH).[1] Isso significa que, se não cuidarmos da gestão, podemos ver nossos negócios fracassarem, abrindo espaço para a ocorrência de um verdadeiro desastre, como os aéreos. Afinal, ao ficarem desassistidos, pacientes podem ter suas vidas colocadas em risco.

Mas não é só isso, o respeito pelo paciente e pela comunidade na qual estamos inseridos é ainda mais determinante para esses indivíduos que tanto dependem de nós e para a nossa jornada profissional e/ou empreendedora. Querendo ou não, o que fazemos reflete de maneira incisiva em toda a sociedade. Como médicos, podemos promover qualidade de vida ou piorar ainda mais a situação de uma população que já sofre com a falta de recursos e acesso a itens básicos, como acontece no nosso país. Tratar as pessoas de maneira digna pode contribuir, nem que seja um pouquinho, para o alívio dessa dor, que não é só física.

Ter um viés solidário ao administrar o seu empreendimento também permite que a realidade desses indivíduos comece a ser transformada, impactando no desenvolvimento do país na totalidade. Lembre-se de que quando a gente muda a vida das pessoas para melhor, muda também a nossa.

Se tivéssemos um Brasil mais justo, com oportunidades para todos, certamente também teríamos mais clientes com condições e dispostos a valorizar o nosso trabalho. Mesmo em um cenário como o que temos hoje, o retorno que obtenho ao atender meus pacientes de maneira mais humana é surpreendente, porque eu não recebo só uma boa quantia pelos meus serviços, eu ganho também algo muito mais valioso, reconhecimento e retribuição do meu afeto e dedicação. Um amor que se converte, principalmente, em consideração, admiração e atos de carinho, algo que dinheiro nenhum no mundo é capaz de pagar.

É por esse motivo que tenho muito claro para mim, desde os meus 15 anos, quando via meu pai atender em Montes Claros, e até hoje repito para todos que me conhecem, que: "eu estou aqui para dar acesso a quem não tem acesso". E acredito que todos os profissionais da saúde deveriam fazer o mesmo. A gente, geralmente, não aprende a ser empático e acolhedor na faculdade, porém, essa é uma lição que busco sempre passar a cada um dos meus alunos. Afinal, ser médico é um trabalho que exige um grau de sensibilidade muito maior do que a visão científica por trás da nossa atividade deixa transparecer.

É claro que o domínio técnico é essencial para uma medicina bem-feita. Nunca foi tão importante acompanhar as pesquisas e se apoiar nelas para atuar de forma segura e responsável com o seu paciente. Se atualizar e acompanhar as mudanças de um mercado em constante mutação também é o que vai assegurar a competitividade e sobrevivência da sua empresa. Todavia, sem a capacidade de entender a angústia do outro, você pode até tratar o corpo, porém arrisca adoecer a alma de quem o procura. Essas pessoas dependem de você, e ter a humildade de descer do seu pedestal de médico para ouvi-las e acolhê-las é se manter fiel ao compromisso firmado lá em sua colação de grau.

Você só será capaz de salvar vidas se antes souber enxergar o que está por trás dos sintomas físicos de quem está sentado diante de você em seu consultório e se dispor a lidar também com essas sutilezas. Assim como seus pacientes, você é um ser humano e sabe muito bem o que é estar angustiado, ansioso ou mesmo necessitar recorrer a um serviço e esperar ser atendido com o mínimo de respeito. Por isso, lembre-se de como é estar nessas situações e ofereça o melhor de si durante a execução do seu trabalho.

Quem tem amor pelo que faz e respeita o seu paciente e a comunidade na qual está inserida, sempre terá sucesso em sua jornada profissional e empreendedora. É assim que se constrói um nome que resiste ao tempo, e esse é o seu maior legado.

---

1. Disponível em: https://valor.globo.com/empresas/noticia/2024/06/01/pandemia-interrompe-ciclo-de-fechamento-de-hospitais-privados-que-se-estendia-por-10-anos.ghtml

AGRADECIMENTOS

Não poderia finalizar esta obra sem antes agradecer a todos que passaram pela minha vida e me ajudaram, de uma maneira ou de outra, a concretizar o sonho de me tornar um médico capaz de fazer a diferença na vida dos meus pacientes e também em toda a sociedade. Sou muito grato, especialmente, ao meu pai, Dr. Sebastião Pimenta, e à minha mãe, Marise Veloso Pimenta, que me criaram com o máximo de amor e dedicação, me ensinando valores preciosos que carrego comigo até hoje. Vocês são os meus maiores exemplos.

Dra. Moema Lisboa Freitas Veloso Pimenta, Geórgia Freitas Pimenta e Davi Freitas Pimenta, sem o amor incondicional e o apoio diário de vocês dentro de casa, eu não teria condições de fazer nem metade de tudo o que fiz ao longo da minha jornada. Quando encontrei você, Moema, ainda na faculdade, sabia que seria meu porto seguro e desejava, mais do que tudo, ser o seu. Meu amor por você e nossos filhos é incondicional e o que me sustenta. Muito obrigado por caminharem junto comigo.

Também preciso dizer muito obrigado à minha irmã, Fernanda Veloso Pimenta, ao meu sobrinho, Pedro Pimenta, e aos meus sogros, Inácio Loyola e Maria Cathia Lisboa, pelo carinho e compreensão da minha missão. Ao primo, Fred Rocha, gostaria de agradecer imensamente pela amizade de uma vida e incentivo, inclusive, para dar vida a esta obra.

Já ao leitor que chegou até aqui, fica o meu apreço e anseio para que você conquiste os seus sonhos e objetivos mais íntimos. Espero que este livro possa te ajudar nesta empreitada, rumo à concretização do seu sucesso e realização pessoal. Vamos juntos transformar o mundo em que a gente vive, no mundo que a gente gostaria de viver.

Muito obrigado!

GLOSSÁRIO EMPREENDEDOR DA SAÚDE

A[1]

Aceleradoras: Instituições de capital privado que financiam empresas com alto potencial de crescimento. Também são conhecidas como incubadoras.

Acessibilidade aos serviços de saúde: Possibilidade econômica, ou geográfica, ou legal, ou cultural, ou organizativa que uma população possui para ser atendida em um serviço de saúde. Nota: a acessibilidade econômica é a utilização de um serviço a partir do poder aquisitivo da população, frente aos preços dos serviços e medicamentos.

Aporte: Contribuição para um determinado fim, podendo ser financeira, moral, social ou científica.

Atendimento humanizado: É um conceito que se baseia na construção de um relacionamento ético e de qualidade entre médico e paciente. Todos que entram no consultório devem ser vistos como seres humanos, que necessitam de atenção e acolhimento para conseguirem alcançar uma recuperação satisfatória.

B

Benchmarketing: Processo de análise de uma empresa em comparação à concorrência. Busca compreender qual é sua fatia de mercado, diferenciais competitivos e novas oportunidades de negócio.

Benefício: Ganho ou resultado positivo de qualquer tecnologia em saúde.

Brainstorm: Técnica criativa de resolução de problemas. Durante a dinâmica, os participantes confabulam ideias, por mais absurdas que sejam, a fim de gerar novos insights.

Branding: Processo criativo e estratégico no qual se define o posicionamento da marca no mercado, assim como sua personalidade.

Break-even: É o ponto de equilíbrio, ou seja, quando os custos da empresa são iguais às suas receitas.

Business canvas: Um quadro contendo, de maneira sucinta, todas as informações que se referem ao modelo de negócios da empresa.

C

Call: Ligação de vídeo ou áudio entre colaboradores, parceiros, fornecedores e clientes. "Vamos fazer uma call para resolver esse assunto".

Canvas: Ferramenta visual em formato de quadro que auxilia empreendedores a elaborar modelos de negócio e estratégias de comunicação. Exemplos: business canvas, buyer persona canvas, digital marketing canvas, etc.

Capital de giro: Recursos necessários para cobrir custos extras da empresa e mantê-la ativa caso haja algum problema.

Capital humano: Valor econômico potencial da força de trabalho de uma determinada população ativa ou de uma comunidade, que constitui a expressão do conjunto de competências, de experiências, de conhecimentos técnicos e de qualificações.

Captação de recursos: Esforço feito para obter investimentos, sejam eles empréstimos bancários, fundos de investimento, investidores-anjo ou, até mesmo, crowdfunding.

CFM: Sigla para Conselho Federal de Medicina, autarquia que possui atribuições de fiscalização e normatização da prática médica no Brasil.

Conversão: Quando um visitante em um site atinge um objetivo pré-determinado, como: pedido de orçamento, compra online, download de e-book, cadastro em uma newsletter ou preenchimento de formulário.

Convênio em saúde: Instrumento de acordo ou ajuste no qual as partes são envolvidas para realização de objetivos de interesses comuns e, principalmente, que resultem obrigatoriamente em benefícios de interesse público. Nota: exemplos de convênios em saúde são os projetos firmados entre o Ministério da Saúde e entidades, fundações, hospitais, instituições filantrópicas, universidades, prefeituras e órgãos federais, a fim de financiar construções, reformas, aquisição de equipamentos, de unidades móveis e/ou manutenção de hospitais. Os convênios são firmados pelo Ministério da Saúde e podem originar-se de Emenda Parlamentar ou de programas específicos desse Ministério.

CRM: Sigla para Conselho Regional de Medicina. São órgãos estaduais, vinculados ao Conselho Federal de Medicina (CFM).

CRM (Customer Relationship Management): No mundo dos negócios, CRM possui outro significado. Essa sigla remete ao conjunto de técnicas, estratégias e tecnologias voltadas para o relacionamento com o cliente, apresentadas em uma plataforma digital.

Custo em saúde: Valor dos recursos empregados no uso de uma alternativa terapêutica, de um programa ou de um serviço de saúde durante um período.

Custo fixo: Custo independente do volume de produção de uma instituição de saúde que, por isso, não é passível de alteração a curto prazo.

Customer development: Metodologia que permite testar, validar e mudar um produto, mesmo após lançado. Muito utilizada por empresas iniciantes que têm dificuldade em definir seu modelo de negócios.

Custo variável: Custo que é passível de alteração a curto prazo por ser dependente do volume de produção de uma instituição de saúde e que, somado ao custo fixo, constitui-se no custo total de um determinado serviço de saúde.

D

Demanda: Quantidade de um bem ou serviço que um indivíduo pode e está disposto a comprar para cada nível de preço estabelecido no mercado, desde que se mantenham inalterados todos os outros fatores que afetam o consumo desse bem.

Despesa em saúde: Desembolso que se dá em virtude da obtenção de bens ou de serviços de saúde. Nota: o desembolso não implica uma preocupação com o produto ou serviço a ser gerado.

E

Economia da saúde: disciplina que integra as teorias econômicas, sociais, clínicas e epidemiológicas a fim de estudar os mecanismos e os fatores que determinam e condicionam a produção, a distribuição, o consumo e o financiamento dos bens e dos serviços de saúde.

Efeitos em saúde: Ganhos ou consequências de qualquer tecnologia em saúde. Nota: consequências e resultados em saúde funcionam como sinônimo de efeitos em saúde.

Empreendedorismo corporativo: É empreender dentro da empresa onde você trabalha. O intraempreendedor encontra oportunidades de crescimento nos problemas do dia a dia e é capaz de inovar constantemente.

Equidade em saúde: Princípio segundo o qual a distribuição de recursos é feita em função das necessidades de saúde de uma determinada população.

Escalabilidade: Termo bastante utilizado por empresas que querem crescer rápido. Refere-se a capacidade de replicar um produto, serviço ou atividade de maneira rápida e efetiva, visando atender um mercado consumidor de massa ou um grande público.

Escassez: Caráter limitado dos recursos da sociedade. Nota: a escassez introduz dois conceitos básicos em economia, o processo de escolha e o custo de oportunidade.

Externalidade: Consequência das ações de uma pessoa para o bem-estar de outra, originalmente não considerada pelo sujeito que efetuou as ações. Nota: existem externalidades negativas e positivas.

F

Filial: Toda pessoa jurídica pode ter mais de um estabelecimento. A essas outras unidades damos o nome de filial, onde todas estão subordinadas à matriz.

Financiamento: Processo de arrecadação de recursos monetários destinados à execução de um gasto, ou à realização de um investimento, ou à obtenção de um objetivo específico.

Follow-up: Significa "acompanhamento", em inglês. Podemos fazer uma reunião de "follow-up" entre a equipe, por exemplo. Ou ainda, ações de "follow-up" para averiguar se o leads está próximo de fechar a venda.

Franquias: Sistema comercial onde o proprietário de uma marca cede a outro empreendedor o direito de utilizá-la, assim como o direito de vender e distribuir seus produtos. Dependendo da franquia, o direito de distribuição pode ser exclusivo ou não.

Funil de vendas: Um modelo que permite identificar cada etapa do processo de vendas, facilitando o desenvolvimento de ações comerciais e de marketing. É utilizado para atrair potenciais clientes e transformá-los em consumidores.

G

Gasto: Entidade econômico-contábil que está relacionada com a aquisição de bens e serviços durante um período.

Gestão da enfermidade: Ferramenta da gestão em saúde cujo objetivo é minimizar o custo global de atenção à determinada doença, por meio dos seguintes procedimentos: i) identificar todos os fatores de gastos produzidos durante a história natural da enfermidade; ii) analisar as relações entre os fatores de gasto; e iii) definir as intervenções sanitárias, necessárias para alcançar os melhores resultados clínicos e uma minimização nos custos.

Growth Hacking: Metodologia de validação de ideias e solução de problemas. A ideia é testar hipóteses de maneira rápida e econômica, medir seu desempenho e, então, lapidar a versão final conforme os resultados alcançados. Essa técnica é bastante utilizada no marketing.

H

Hub: É a evolução dos grupos, um espaço físico ou digital que reúne pessoas com interesses em comum. Existem hubs de criatividade, de inovação e, inclusive, hubs de negócios. Nesse último, empresas unem-se para gerar novos negócios e, com isso, aumentar as vendas e fortalecer a atuação no mercado.

Hurdle Rate: Taxa mínima que um investidor deseja receber após apostar e financiar um negócio.

I

Inbound Marketing: Técnica de publicidade online onde uma empresa promove sua marca e seus serviços a partir de conteúdos (posts-blog, e-books, vídeos, newsletters, etc). Seu intuito é atrair leads e, por isso, é também conhecida como marketing de atração.

Incentivo: Mecanismo de indução, de indivíduos ou entidades para adotar determinado comportamento. Nota: o incentivo pode ser do tipo econômico ou não-monetário.

Incubadora: Equivale às aceleradoras. Instituições de capital privado que financiam empresas iniciantes e aceleram seu crescimento.

Indicador de saúde: Medida que expressa dimensões do estado de saúde, como exemplos, a taxa de mortalidade infantil, a esperança de vida e a taxa de mortalidade materna.

Infográfico: Conteúdo explicativo, majoritariamente visual, com textos curtos. Pode conter ícones, ilustrações e/ou imagens.

Insight: Compreensão de um problema ou situação. É quando temos um momento de "revelação", uma ideia resolutiva.

Investidor-anjo: investidores que acreditam no potencial de uma startup e, por isso, oferecem um aporte financeiro. Além disso, trazem toda a infraestrutura, mentoria e contatos necessários para o negócio prosperar. Em troca, recebem um percentual da empresa.

Investigação de resultados em saúde: Atividade multidisciplinar que, em condições de prática clínica habitual ou efetividade, utiliza métodos de investigações experimentais ou observacionais para medir os resultados das intervenções de saúde.

J

Joint venture: Parceria entre duas empresas para obter lucros financeiros ou operacionais.

K

KPIs (Key Performance Indicators): São as métricas que indicam o desempenho das ações de marketing e de vendas. O CAC, o CPC e CTR, por exemplo, são KPIs.

L

Lead: É o potencial cliente, ou seja, a pessoa física ou jurídica que demonstra interesse em seu produto.

Lean startup: Método para desenvolver produtos e serviços atingindo mercados com a máxima eficiência. Nessa metodologia, clientes são convidados a participar do processo.

Licitação: Procedimento administrativo de caráter preliminar, mediante o qual a Administração, com base em critérios prévios, seleciona, dentre várias propostas, os preços de obras ou de serviços que ofereçam vantagens e atendam aos interesses públicos. Notas: 1. A licitação é feita para celebrar contrato com o responsável pela proposta mais vantajosa. 2. As modalidades de licitação estão escalonadas segundo o valor estimado – concorrência, tomada de preços e carta convite – ou pelas características da modalidade – concurso, leilão e pregão.

Links patrocinados: São anúncios em forma de texto simples. O formato mais conhecido é nos mecanismos de busca. Faça um teste agora mesmo! Digite a palavra "marketing digital" no Google e veja links patrocinados no topo da busca. Também é possível patrocinar links dentro das redes sociais.

Love money: Aporte captado por empreendedores com a ajuda de amigos ou familiares. Como tudo é baseado na confiança, não há necessidade de contratos ou avaliação de riscos do negócio.

M

Marketing de conteúdo: Processo de criar, publicar e promover conteúdos personalizados para uma marca. A ideia é informar e conquistar clientes ao transmitir credibilidade e confiança. Fazem parte dessa estratégia posts em blogs e mídias sociais, e-mails marketing, newsletters, e-books, infográficos, vídeos, podcasts, entre outros veículos.

Marketing digital: Se você não conhece esse termo, só pode ser de outro mundo! O marketing digital corresponde às estratégias e ações de marketing online, contando sempre com o apoio do marketing de conteúdo.

Meetup: Encontro entre empreendedores de pequenas e médias empresas ou startups para discutir ideias, compartilhar experiências e fortalecer o networking.

Mercado de serviços de saúde: Encontro de ofertantes e demandantes para a transação de bens e serviços relacionados com o setor saúde.

Métricas: São as medidas utilizadas para avaliar o resultado das ações de marketing e de vendas, entre outros.

Modelo de negócios: Também conhecido como "business model", mapeia todos os pontos e processos necessários para a empresa tirar as ideias do papel. Nele são pontuadas: atividades, recursos e parcerias-chave, estrutura de custos, fontes de receita, proposta de valor, relacionamento, canais e segmento de clientes.

N

Necessidade: Carência, falta ou privação de algo estimado como desejável, associada à vontade de supri-la. Nota: as necessidades podem ser dos seguintes tipos: i) primárias ou básicas; ii) secundárias ou acidentais; e iii) coletivas ou sociais.

Necessidades de atenção à saúde: Situações em que um indivíduo padece, ou crê que padece, de uma carência de saúde, percebida ou definida por um profissional de saúde, para a qual existe um tratamento efetivo e aceitável. Ver "necessidade".

Networking: Ato de criar e manter uma rede de contatos. Uma ótima maneira de conhecer pessoas e empresas, transformando essas conexões em oportunidades profissionais.

O

Outbound marketing: Estratégias tradicionais do marketing para a aquisição de clientes. Enquanto no inbound marketing você joga a isca e espera o peixe morder, no outbound você joga a rede. Exemplos: anúncios online e offline, banners, flyers, disparos de e-mail e SMS, telemarketing, etc.

Outsourcing: Termo em inglês para "terceirização", quando contratamos outra pessoa para desenvolver uma área da empresa.

P

Patente: Título de propriedade sobre uma invenção, nome ou ideia, a fim de evitar roubos e plágios. Tal documento é concedido pelo estado e tem duração de 15 a 20 anos, dependendo do modelo escolhido.

Pitch: Apresentação breve e, ao mesmo tempo, persuasiva utilizada pelos empreendedores quando pretendem mostrar suas ideias a investidores. Deve explicitar a missão da empresa e seu potencial de negócio.

Plano de negócios: É o business plan, ou seja, o planejamento. Fazem parte deste documento: dados da empresa, sócios, descrição de produtos e serviços, estratégias de comunicação e de marketing, KPIs, etc. Tem influência direta no "business model", visto que influencia sua atuação. O plano de negócios é utilizado para apresentar a empresa aos investidores.

Protocolos clínicos: Conjunto de diretrizes, de estratégias, de critérios e de pautas, provenientes de uma revisão sistemática da evidência científica disponível e de uma avaliação profissional, apresentado de maneira estruturada e elaborado para ajudar os profissionais de saúde e os pacientes em suas decisões. Nota: nos protocolos clínicos, são estabelecidos claramente os critérios de diagnóstico de cada doença, o tratamento preconizado, com os medicamentos disponíveis nas respectivas doses corretas, os mecanismos de controle, o acompanhamento e a verificação de resultados e a racionalização da prescrição e do fornecimento dos medicamentos.

Q

Qualidade de vida relacionada à saúde: condição em que é possível identificar, de forma subjetiva e global, a satisfação de um indivíduo em relação ao seu estado de saúde, com base em critérios fundamentais estipulados no âmbito da Saúde. Ver "satisfação do usuário".

Qualificação: Avaliar se o lead possui ou não as características do perfil ideal de consumidor.

R

Remarketing: Estratégia para impactar um mesmo cliente, com um mesmo produto, mas com uma nova abordagem. É uma segunda tentativa para conseguir uma venda. Não confundir com retargeting.

Retargeting: Capacidade de mudar o público-alvo de um produto, abordando-o de acordo com seus interesses.

ROI (Return on Investment): É o retorno sobre o investimento. Esse indicador mostra o quanto uma empresa está ganhando ou perdendo ao investir em uma ação.

Royalties: Valor cobrado para que você possa utilizar a ideia de outra pessoa. No mundo dos negócios, a cobrança de royalties é bastante utilizada pelas franquias.

S

Satisfação do usuário: Condição que se percebe nos pacientes, no âmbito da saúde, consubstanciada em um contentamento advindo da realização de suas expectativas em relação à atenção sanitária recebida.

Seed capital: Do inglês, significa "capital semente", aquele que é captado nas fases iniciais de uma empresa para que ela possa dar seus primeiros passos no mercado.

SEO (Search Engine Optimization): Mais uma sigla famosa do marketing digital. SEO são ações para otimizar os resultados de uma marca nos mecanismos de busca. Não confundir com palavras-chave.

Spin-off: Criação de um novo negócio partindo de uma "empresa-mãe".

Stakeholders: Todas as pessoas e instituições impactadas pela empresa: sócios, investidores, colaboradores, fornecedores e clientes.

Startup: Negócios iniciantes e com alto potencial de crescimento, geralmente da área tecnológica. São empresas extremamente inovadoras, que iniciam as atividades com poucos recursos e uma equipe reduzida. Costumam atrair empreendedores que têm coragem de se arriscar.

Subsídio: Ajuda econômica de caráter público que é dada a uma pessoa jurídica para atingir determinados fins considerados socialmente desejáveis.

T

Taxa de conversão: métrica que avalia o resultado real de uma estratégia. Mede quantos leads converteram em uma determinada ação/estratégia desenvolvida.

Tecnologias em saúde: Conjunto de equipamentos, de medicamentos, de insumos e de procedimentos utilizados na prestação de serviços de saúde, bem como das técnicas de infraestrutura desses serviços e de sua organização. Nota: as tecnologias em saúde podem ser classificadas em dois tipos: i) de proteção, de promoção e de prevenção da saúde da comunidade; e ii) de assistência e de apoio à saúde individual.

Term Sheet: Documento que traz todos os termos e condições acordados entre empreendedores e investidores-anjo.

V

Valuation: Significa "avaliação" em inglês. No universo empreendedor, esse processo estima o valor de mercado de uma empresa.

Validação: Atividade que valida ou não hipóteses, ideias e ações. Deve ser constante em um negócio.

Variação da prática médica: Variação que resulta de atuações diferenciadas na prática dos médicos diante de situações clínicas idênticas, derivadas das incertezas que acompanham estas decisões, fundamentadas em teorias insuficientemente avaliadas ou de escassa evidência científica disponível.

VC (Venture Capital): É o capital de risco, apoia empresas de pequeno e médio porte já estabelecidas e com potencial de crescimento. Dura em torno de 5 a 7 anos e financia as primeiras expansões.

W

Webinar: Conteúdo em formato de vídeo, transmitido ao vivo ou não, em uma plataforma digital. Os participantes podem interagir apenas por comentários.

---

1. Os termos desse glossário foram retirados de: https://empreendedoresdoparana.com.br/glossario-do-empreendedor/e https://www.nescon.medicina.ufmg.br/biblioteca/imagem/3080.pdf

REFERÊNCIAS BIBLIOGRÁFICAS

GLOSSÁRIO do empreendedor: 106 expressões que você precisa saber. *ACP*, 2020. Disponível em: https://empreendedoresdoparana.com.br/glossario-do-empreendedor/. Acesso em: 8 jul. 2024.

GLOSSÁRIO Temático Economia da Saúde. *UFMG*, 2005. Disponível em: https://www.nescon.medicina.ufmg.br/biblioteca/imagem/3080.pdf. Acesso em: 8 jul. 2024.

FIOCRUZ. Fundação Oswaldo Cruz, 2024. Biografias Ilustres: Hipócrates. Disponível em: https://www.fiocruz.br/biosseguranca/Bis/Biograf/ilustres/hipocrates.htm . Acesso em: 9 jul. 2024.

TECMUNDO. Entenda: qual foi o primeiro computador pessoal? YouTube, 18 jun. 2022. Disponível em: https://www.youtube.com/watch?v=5EMZt_Yi3IU. Acesso em: 16 jul. 2024.

PENATTI. Giovana. 25 anos de World Wide Web: as primeiras aparições de tudo que forma a internet hoje. *Tecnoblog*, 2014. Disponível em: https://tecnoblog.net/especiais/25-anos-world-wide-web/. Acesso em: 16 jul. 2024.

PEREIRA, Gabriel. Qual foi a primeira rede social do mundo? Veja evolução das plataformas. *TechTudo*, 2022. Disponível em: https://www.techtudo.com.br/listas/2022/10/qual-foi-a-primeira-rede-social-do-mundo-veja-evolucao-das-plataformas.ghtml. Acesso em: 16 jul. 2024.

SCAVASSA, Isabele. Como era o primeiro iPhone? Relembre recursos do aparelho da Apple. *TechTudo*, 2022. Disponível em:

https://www.techtudo.com.br/noticias/2022/12/como-era-o-primeiro-iphone-relembre-recursos-do-aparelho-da-apple.ghtml. Acesso em: 16 jul. 2024.

NOVA economia: conceito, princípios e como se destacar neste cenário. *Distrito*, 2023. Disponível em: https://distrito.me/blog/nova-economia-conceito-principios-e-como-se-destacar-neste-cenario/. Acesso em: 16 jul. 2024.

REDES sociais passam dos 5 bilhões de usuários, revela informe. *O Globo*, Rio de Janeiro, 30 de jan de 2024. Tecnologia. Disponível em: https://oglobo.globo.com/economia/tecnologia/noticia/2024/01/31/redes-sociais-passam-dos-5-bilhoes-de-usuarios-revela-informe.ghtml. Acesso em: 17 jul. 2024.

O que é atendimento humanizado: vale a pena abraçar essa estratégia? *Zendesk*, 2024. Disponível em: https://www.zendesk.com.br/blog/atendimento-humanizado/. Acesso em: 18 jul. 2024.

QUAIS as características do atendimento humanizado? *Hospital Israelita Albert Einstein*, 2023. Disponível em: https://vidasaudavel.einstein.br/atendimento-humanizado/. Acesso em: 18 jul. 2024.

GOV.BR. Gov.br, 2024. *Humaniza SUS*. Disponível em: https://www.gov.br/saude/pt-br/acesso-a-informacao/acoes-e-programas/humanizasus. Acesso em: 18 jul. 2024.

MINISTÉRIO DA SAÚDE. *Cartilha Política Nacional de Humanização PNH*. Brasília: Ministério da Saúde, 2013. Cartilha. Disponível em: https://bvsms.saude.gov.br/bvs/publicacoes/politica_nacional_humanizacao_pnh_folheto.pdf. Acesso em: 18 jul. 2024.

SANTOS, Sergio Ricardo. Dissecando a empatia. *LinkedIn*, 2023. Disponível em: https://www.linkedin.com/pulse/dissecando-empatia-sergio-ricardo-santos-/. Acesso em: 19 jul. 2024.

ROTHENHAUS, Todd. Technology's role in fixing physician burnout. *Athena Health*. Disponível em:

https://www.athenahealth.com/knowledge-hub/practice-management/technologys-role-fixing-physician-burnout. Acesso em: 22 jul. 2024.

DOIS a cada 3 médicos do Brasil têm ou tiveram burnout, diz pesquisa. *Poder 360*, Brasília, 17 de set de 2023. Disponível em: https://www.poder360.com.br/pesquisas/dois-a-cada-3-medicos-do-brasil-tem-ou-tiveram-burnout-diz-pesquisa/. Acesso em: 22 jul. 2024.

ELLIS, Rachel Reiff. Empatia em queda livre: saiba porque o burnout derruba a sua. *Medscape*, 2023. Disponível em: https://portugues.medscape.com/verartigo/6509318. Acesso em: 22 jul. 2024.

ATENDIMENTO humanizado: o que é e qual a importância na área de saúde? *Autolac*. Disponível em: https://autolac.com.br/blog/atendimento-humanizado-na-area-de-saude/. Acesso em: 23 jul. 2024.

LANÇADA a Demografia Médica no Brasil 2023. *AMB*, 2023. Disponível em: https://amb.org.br/noticias/lancada-a-demografia-medica-no-brasil-2023/. Acesso em: 24 jul. 2024.

ATENDIMENTO humanizado é principal critério para pacientes 4.0. *Doctoralia*, 2020. Disponível em: https://press.doctoralia.com.br/88520-atendimento-humanizado-e-principal-criterio-para-pacientes-40. Acesso em: 24 jul. 2024.

ONDE e quando surgiu a primeira universidade? *Superinteressante*, 2024. Disponível em: https://super.abril.com.br/mundo-estranho/onde-e-quando-surgiu-a-primeira-universidade-2. Acesso em: 25 jul. 2024.

WIKIPÉDIA. Wikipédia, 2024. *Ensino superior no Brasil*. Disponível em: https://pt.wikipedia.org/wiki/Ensino_superior_no_Brasil#:~:text=Hist%C3%B3ria,-Ver%20tamb%C3%A9m%3A%20Lista&text=O%20Col%C3%A9gio%20dos%20Jesu%C3%ADtas%20foi,de%20n%C3%ADvel%20superior%20do%20Brasil. Acesso em: 25 jul. 2024.

CRESPO, Irene. Gisele Bündchen, rejeitada 42 vezes no início de carreira. *El País,* Nova York, 29 de abr de 2016. Estilo. Disponível em:

https://brasil.elpais.com/brasil/2016/04/28/estilo/1461836495_459189.html. Acesso em: 25 jul 2024.

GISELE Bündchen é a modelo mais bem paga pelo 8° ano consecutivo. *Fashion Network*, 2014. Disponível em: https://br.fashionnetwork.com/news/Gisele-bundchen-e-a-modelo-mais-bem-paga-pelo-8-ano-consecutivo,424275.html. Acesso em: 25 jul. 2024.

PANCINI, Laura. Quem é mais rico: Tom Brady ou Gisele Bündchen? *Exame*, São Paulo, 3 nov. 2022. Pop. Disponível em: https://exame.com/pop/quem-e-mais-rico-tom-brady-ou-gisele-bundchen/. Acesso em: 25 jul. 2024.

MARÇAL, Gabriela. 'Tenho sucesso porque nunca reclamei', diz Gisele Bündchen a apresentador de TV americana. *Estadão*, São Paulo, 9 de ago de 2016. Disponível em: https://www.estadao.com.br/emais/moda-e-beleza/tenho-sucesso-porque-nunca-reclamei-diz-gisele-bundchen-a-apresentador-de-tv-americana/. Acesso em: 25 jul. 2024.

VAGAS.COM. Vagas, 2024. *Médico Residente*. Disponível em: https://www.vagas.com.br/cargo/medico-residente. Acesso em: 26 jul. 2024.

GLASSDOOR. Glassdoor, 2024. *Salários de Médico Residente*. Disponível em: https://www.glassdoor.com.br/Sal%C3%A1rios/medico-residente-sal%C3%A1rio-SRCH_KO0,16.htm. Acesso em: 26 jul. 2024.

ATUALIZAÇÃO médica: qual a importância para o profissional? *Afya*, 2022. Disponível em: https://educacaomedica.afya.com.br/blog/atualizacao-medica-importancia-para-o-profissional?utm_source=google&utm_medium=organic. Acesso em: 30 jul. 2024.

CRUZ, Adriana e MOREIA, Gabriela. Grupo liderado por médica é suspeito de fraudar planos de saúde em mais de R$ 2 milhões. *G1*, Rio de Janeiro, 27 de nov de 2023. Disponível em: https://g1.globo.com/rj/rio-de-janeiro/noticia/2023/11/27/grupo-liderado-por-medica-e-suspeito-de-fraudar-planos-de-saude-em-mais-de-r-2-milhoes.ghtml. Acesso em: 31 jul. 2024.

GIOMBELLI, Gilvana. Laudos falsos de câncer usados por médica suspeita de fraudar diagnósticos eram feitos em máquina de xerox, diz delegado. *G1*, Foz do Iguaçu, 2 de abr de 2024. Disponível em: https://g1.globo.com/pr/oeste-sudoeste/noticia/2024/04/02/laudos-falsos-de-cancer-usados-por-medica-suspeita-de-fraudar-diagnosticos-eram-feitos-em-maquina-de-xerox-diz-delegado.ghtml. Acesso em: 31 jul. 2024.

CRISE aperta na saúde suplementar e operadoras buscam alternativas. *Previva*, 2022. Disponível em: https://www.previva.com.br/novosite/criseapertanasaudesuplementareoperadorasbuscamalternativas/. Acesso em: 31 jul. 2024.

TUDO o que você precisa saber para criar o seu plano de negócio. *Sebrae*, 2013. Disponível em: https://sebrae.com.br/sites/PortalSebrae/artigos/como-elaborar-um-plano-de-negocio,37d2438af1c92410VgnVCM100000b272010aRCRD. Acesso em: 31 jul. 2024.

SALESFORCE. Salesforce, 2024. *CRM: O que é?* Disponível em: https://www.salesforce.com/br/crm/. Acesso em: 31 jul. 2024.

AS melhores opções de sistemas para clínicas em 2024. *Guia Sistemas*, 2024. Disponível em: https://guiasistema.com.br/sistemas-para-clinicas/. Acesso em: 31 jul. 2024.

CONHEÇA alguns exemplos de KPIs e como classificá-los. *Tableau*. Disponível em: https://www.tableau.com/pt-br/learn/articles/KPI-examples. Acesso em: 31 de jul de 2024.

CARTÃO DE TODOS. Cartão de TODOS, 2024. Instituicional Cartão de TODOS. Disponível em: https://www.cartaodetodos.com.br/cartao-de-todos/. Acesso em: 1 ago. 2024.

LINKEDIN. Linkedin, 2024. Grupo TODOS Internacional. Disponível em: https://www.linkedin.com/company/grupo-todos-internacional/about/. Acesso em: 1 ago. 2024.

EX-SINDICALISTA, hoje ele é dono de franquias que atendem brasileiros de baixa renda. *Portal Brasil Criativo,* 2023. Disponível em:

https://portalbrasilcriativo.com.br/ex-sindicalista-da-usiminas-hoje-ele-e-dono-de-franquias-que-atendem-8-dos-brasileiros-de-baixa-renda/. Acesso em: 1 ago. 2024.

CARNEIRO, Lucianne. 60% dos brasileiros vivem com até 1 salário mínimo por mês. *Valor Investe*, Rio de Janeiro, 6 de dez de 2023. Disponível em: https://valorinveste.globo.com/mercados/brasil-e-politica/noticia/2023/12/06/60percent-dos-brasileiros-vivem-com-ate-1-salario-minimo-por-mes.ghtml. Acesso em: 1 ago. 2024.

FENAM. FENAM Federação Nacional dos Médicos, 2022. *Piso FENAM 2022.* Disponível em: http://www.fenam.org.br/2022/01/27/piso-fenam-2022/. Acesso em: 1 ago. 2024.

AMOR SAÚDE. AmorSaúde, 2024. *Quem Somos.* Disponível em: https://www.amorsaude.com.br/quem-somos/. Acesso em: 2 ago. 2024.

FENAM. FENAM Federação Nacional dos Médicos, 2024. *Piso salarial da FENAM 2024.* Disponível em: https://www.fenam.org.br/2024/02/02/piso-salarial-da-fenam-2023/. Acesso em: 2 ago. 2024.

MÉDICO opera câncer no pulmão de paciente a 5 mil km de distância com robô cirúrgico. *O Globo*, Rio de Janeiro, 3 de ago de 2024. Saúde. Disponível em: https://oglobo.globo.com/saude/noticia/2024/08/03/medico-opera-cancer-no-pulmao-de-paciente-a-5-mil-km-de-distancia-com-robo-cirurgico.ghtml. Acesso em: 5 ago. 2024.

CONHEÇA 12 avanços tecnológicos na Medicina. *Afya*, 2022. Disponível em: https://educacaomedica.afya.com.br/blog/avancos-tecnologicos-na-medicina?utm_source=google&utm_medium=organic. Acesso em: 5 ago. 2024.

NOVAS regras da publicidade médica entram em vigor. *CREMERS*, 2024. Disponível em: https://cremers.org.br/novas-regras-da-publicidade-medica-entram-em-vigor/. Acesso em: 7 ago. 2024.

CFM moderniza resolução da publicidade médica. *CFM*, 2023. Disponível em: https://portal.cfm.org.br/noticias/cfm-atualiza-resolucao-da-publicidade-medica. Acesso em: 7 ago. 2024.

BRASIL. [Resolução CFM RESOLUÇÃO CFM]. Resolução Nº 2.336/2023. Brasília, DF: Conselho Federal de Medicina, [2023]. Disponível em: https://sistemas.cfm.org.br/normas/visualizar/resolucoes/BR/2023/2336. Acesso em: 7 ago. 2024.

MAYUMI, Yasmim. Veja como atrair e fidelizar seus pacientes com o marketing médico! *iClinic Blog*, 2022. Disponível em: https://blog.iclinic.com.br/marketing-medico/. Acesso em: 7 ago. 2024.

DELGADO, Cecília. 5 anos de LGPD: já está mais do que na hora de se adequar. *Consumidor Moderno*, 2023. Disponível em: https://consumidormoderno.com.br/lgpd-cinco-anos/. Acesso em: 7 ago. 2024.

LGPD. *Aurora News*, 2020. Disponível em: https://alright.com.br/lgpd/. Acesso em: 8 ago. 2024.

BRASIL. Lei nº 13.709, de 14 de agosto de 2018. Dispõe sobre Lei Geral de Proteção de Dados Pessoais (LGPD). Brasília, DF: Diário Oficial da União, 2018. Disponível em: https://www.planalto.gov.br/ccivil_03/_ato2015-2018/2018/lei/l13709.htm. Acesso em: 8 ago. 2024.

GREGGIO, Bárbara. Pessoas estão preocupadas com a forma como empresas estão usando seus dados, mostra estudo da Adobe. *Rock Content*, 2022. Disponível em: https://rockcontent.com/br/blog/adobe-pesquisa-dados/. Acesso em: 8 ago. 2024.

CASAROTTI, Camila. A lei de dados agita empresas: veja aqui como se adequar à LGPD. *Rock Content*, 2021. Disponível em: https://rockcontent.com/br/blog/lei-de-dados-agita-empresas/. Acesso em: 8 ago. 2024.

KOIKE, Beth. Pandemia interrompe ciclo de fechamento de hospitais privados que se estendia por 10 anos. *Valor Econômico*, São Paulo, 1 de jun de 2024. Empresas. Disponível em: https://valor.globo.com/empresas/noticia/2024/06/01/pandemia-interrompe-ciclo-de-fechamento-de-hospitais-privados-que-se-estendia-por-10-anos.ghtml. Acesso em: 8 ago. 2024.

SOBRE O AUTOR

Alexandre Pimenta é médico-cirurgião especialista em Gastroenterologia, professor, empresário e palestrante. Nascido em Montes Claros, no interior de Minas Gerais, Pimenta se apaixonou pela medicina e seu lado social ainda muito jovem, devido à influência do pai, um renomado médico e político da região. Com o intuito de se dedicar à medicina e ajudar as pessoas a terem o acesso que elas tanto necessitam à saúde, Alexandre se estabeleceu na Região Metropolitana de Belo Horizonte (RMBH), onde deu início ao seu sonho com apenas 17 anos.

Cursou Medicina pela Faculdade da Saúde e Ecologia Humana (Faseh) em Vespasiano e, em seguida, realizou uma residência médica em Cirurgia Geral pela Fundação Hospitalar do Estado de Minas Gerais (Fhemig). Também se especializou em Suporte de Vida no Trauma pela Associação Mineira de Ensino e Prevenção do Trauma, em Hiperbárica pela Universidade de São Paulo (USP) e em Endoscopia Digestiva pela Suprema - Faculdade de Ciências Médicas e da Saúde de Juiz de Fora. Atualmente, está concluindo um mestrado pela Universidade Federal de Minas Gerais (UFMG).

Ao longo de sua carreira, Alexandre Pimenta atuou tanto na rede privada quanto pública. Além disso, ocupou cargos de diretoria no Hospital Dia Medqualis, no São José Hospital & Maternidade e na Associação Evangélica. Hoje, leciona na Faseh e na Faculdade Afya Ipemed. Também é diretor da Santa Casa Contagem/Montes Claros, membro titular do Colégio Brasileiro de Cirurgiões, fundador da Clínica Total Saúde de Montes Claros, CEO e fundador do Gastrocentro Minas Gerais e líder do Projeto SAMMAS (Sistema de Atuação de Medicina Maximizada Amor e Saúde) das clínicas AmorSaúde Brasil.

Neste último, contribui de forma efetiva com a oportunidade de oferecer consultas e exames a preços acessíveis para aproximadamente 20 milhões de indivíduos através da parceria entre as 447 clínicas AmorSaúde – espalhadas por todos os estados brasileiros e países como Colômbia e Chile –, e o maior cartão de descontos do Brasil, o Cartão de Todos.

ALEXANDRE PIMENTA:

GASTROCENTRO MG:

INSTAGRAM GASTROCENTRO:

LinkedIn Gastrocentro:

AmorSaúde:

Instagram AmorSaúde Brasil:

LinkedIn AmorSaúde Brasil:

Este livro foi impresso nas oficinas gráficas da Editora Vozes Ltda.,
Rua Frei Luís, 100 – Petrópolis, RJ.